骨科常见疾病治疗与康复手册

张宝峰 孙晓娜 胡敬暖 ◎编著

中国纺织出版社有限公司

图书在版编目（CIP）数据

骨科常见疾病治疗与康复手册 / 张宝峰，孙晓娜，胡敬暖编著. --北京：中国纺织出版社有限公司，2021.6

ISBN 978-7-5180-8562-0

Ⅰ. ①骨… Ⅱ. ①张… ②孙… ③胡… Ⅲ. ①骨疾病—常见病—诊疗②骨疾病—常见病—康复 Ⅳ. ①R68②R680.9

中国版本图书馆CIP数据核字（2021）第094096号

责任编辑：樊雅莉　　责任校对：高　涵　　责任印制：王艳丽

中国纺织出版社有限公司出版发行

地址：北京市朝阳区百子湾东里A407号楼　邮政编码：100124

销售电话：010—67004422　传真：010—87155801

http://www.c-textilep.com

中国纺织出版社天猫旗舰店

官方微博 http://weibo.com/2119887771

三河市宏盛印务有限公司印刷　各地新华书店经销

2021年6月第1版第1次印刷

开本：787×1092　1/16　印张：6.75

字数：149千字　定价：68.00元

《骨科常见疾病治疗与康复手册》

编委会

编　著　张宝峰　孙晓娜　胡敬暖

编　者　（排名不分先后）

朱开东　王彩群　袁　宏　薛　斌　潘　登

于秀红　金毓涛　郭　凯　梁　友　田洪波

丁义杰　姚文韬　陈秀慧　史洪波　王　芳

李　娟　安　琳　王朝霞　刘建华　徐娜娜

徐秀云　耿　洁　张晓冬　高　雪　孙立伟

李　喆　刘春燕　李　婷　高桂芳　张中昊

序

本书是一本骨科治疗与康复相结合的临床专著,康复医学有着悠久的发展史,在我国长沙马王堆出土的西汉墓葬中就有帛画导引图,距今已 2200 年左右,现代康复医学还不到 100 年的历史。

本书的作者是长期工作在临床一线的中青年专家和学者,既对悠久的中医骨科理论进行深入的学习,又不断接受现代医学的训练,并将临床的探索和创新点进行总结,书中将有意义的经验付梓发行,供医学同仁及读者参考之用。

本书将中医学的传统宏观辨证与现代微观辨证相结合,既注重各种传统辨证方法,又将损伤机制、体质状况、心理状态等纳入辨证论治范畴,在微观辨证方面吸收检验结果、影像学表现,以及解剖学、生理学、生物力学等理论用于辨证分析。

举简单的例证:

(1)根据手的解剖功能和生理特点,在手法或手术治疗后的康复锻炼时以自主锻炼为主,被动锻炼为辅,能缩短功能恢复的时间。

(2)胸腰段屈曲型压缩骨折,腰背肌康复训练可以选择背伸式(如飞燕式)锻炼,而腰椎椎管狭窄症的体位和康复训练,禁止使用背伸动作。

(3)骨性关节炎的炎性期,传统的各种热疗方法,均可加重肿胀、渗出甚至致关节积液。

以上几点说明在临床中探索和在探索中创新的重要性。拜读书稿,获益甚深,乐为之赘言。

梁安民

2020 年 3 月

前　言

近年来,随着社会的发展及生活节奏的加快,人们对医疗行为的要求有了提高,相应的医疗服务也有了一定的改变。老龄化社会的形成,骨与关节等退行性病变,受伤之后的康复及治未病意识的提高使骨科疾病日益引起人们的重视。学生繁重的课业、不良的坐姿、网络的流行、以车代步、经济活动的快速发展等多方面的原因导致了颈腰椎疾病的年轻化。伴随着骨科疾病治疗方法的发展,骨科专著可谓汗牛充栋,但往往长篇累牍,内容深奥。电视、报纸、杂志及网络等媒体对医学知识的推广和防病宣传起到了不可忽视的作用,但常常昨是今非,让人无所适从。

为此,笔者编写了这本书。书中主要介绍笔者对部分骨科常见疾病的认识、治疗经验、功能锻炼及疾病预防,从临床出发,从患者关心的方面入手,用科普的语言及生动形象的图片将内容深奥的医学知识奉献给读者,特别是正受伤病折磨的患者,以期达到医患配合、指导康复的目的。

由于编者临床知识有限,本书定有不少缺点和错误,敬请广大读者批评指正。

济南市中医医院

2021 年 4 月

目　录

第一章 桡骨头骨折

桡骨头骨折是常见的肘关节骨折,占全身骨折的 0.8%,约有 1/3 患者合并关节其他部位损伤。桡骨头骨折是关节内骨折,如果移位明显,可切开复位内固定,恢复解剖位置,早期活动,以恢复肘关节伸屈和前臂旋转功能。如果位置相对稳定,移位不超过关节面 1/3 或者老年患者伴有高血压、糖尿病等慢性疾病,可采取手法复位,保守治疗,早期功能锻炼,效果良好。

一、病因

直接外力引起的桡骨头骨折很少见。常见的是肘关节伸直位摔倒,手掌着地,外力使桡骨头在外翻位与肱骨小头撞击而发生骨折(图 1-1)。常合并肱骨小头损伤与内侧副韧带损伤。多见于成年人且容易漏诊。若不能得到早期治疗,有些患者前臂旋转功能受到限制,不得不将桡骨小头切除。

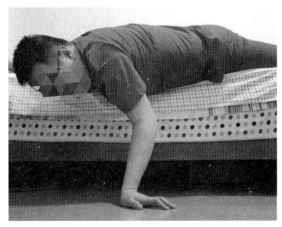

图 1-1 外伤致桡骨头骨折

二、临床表现

伤后肘外侧局限性肿胀、疼痛,桡骨头周围有明显的压痛。前臂旋转活动受限,被动活动时疼痛,尤其是在旋后时明显。肘关节功能障碍,屈伸疼痛加重。根据 MASON 分类法可分为以下 3 种类型(图 1-2)。

Ⅰ型:桡骨小头骨折但无移位。骨折线可以通过桡骨小头边缘成劈裂状,有时斜行通过关节面。

Ⅱ型:桡骨小头骨折并有分离移位。骨折块有大小,有时小骨折片嵌入关节间隙或游离于肱桡关节外侧缘。

Ⅲ型:桡骨小头粉碎性骨折。桡骨小头呈粉碎状,移位或无移位。有时骨折片呈爆裂状向周围分离移位,也有呈塌陷性骨折。

这种三型分类法能够代表损伤程度,并可提供选择治疗方法的依据。

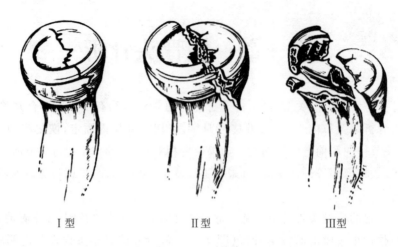

Ⅰ型   Ⅱ型   Ⅲ型

图 1-2   三型分类

三、治疗

1.保守治疗

MASON 分类法Ⅰ型及大部分Ⅱ型患者,可首先考虑保守治疗。

短期内固定后,即可开始活动。一般移位不多者,在伸直位牵引,并在内收位旋转前臂,使骨折的桡骨头恢复其圆形或接近圆形,以免妨碍前臂旋转活动。复位后用石膏托固定 2 周后除去石膏托练习肘关节活动(图 1-3)。主要行前臂旋转及肘关节屈伸活动锻炼,禁止外力、暴力锻炼,以患者主动锻炼为主,可口服非甾体类消炎镇痛药,预防骨化性肌炎形成。

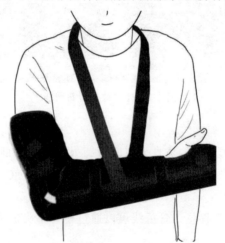

图 1-3   肘关节外固定

2.手术治疗(图 1-4,图 1-5)

MASON 分类法Ⅲ型或者Ⅱ型骨折牵扯到关节面,存在关节游离体。

(1)粉碎性骨折及涉及到关节面骨折,应手术治疗。多以钢针内固定、钢板内固定为主,同时应主动修复外侧副韧带,或者术后用支具固定 2 周。2 周后主动功能锻炼,禁止暴力牵拉、旋转。

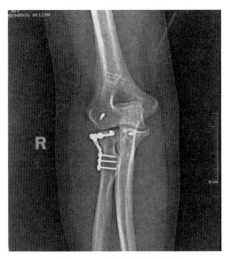

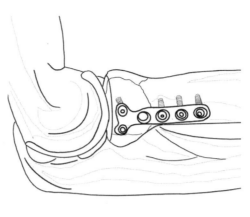

图 1-4 钢板内固定(1)　　　　　　图 1-5 钢板内固定(2)

（2）粉碎性骨折有移位或复位不满意者：①可行做桡骨头切除术，手术只限于成年患者。切除不能低于桡骨结节关节面。将断端修平，清除周围碎骨片后，将周围软组织覆盖在桡骨断端粗糙面上缝合。②桡骨头置换术，术后用三角巾悬吊肘关节于功能位，2周后即可开始活动。

四、康复锻炼

术后早期就可以在医生指导下开展康复训练，主要包括肘关节的旋转、屈伸训练等。不论保守治疗还是手术治疗，功能锻炼宜早不宜迟。

保守治疗患者：复位后用石膏托固定，2周后除去石膏托练习肘关节活动。主要行前臂旋转（图 1-6）及肘关节屈伸活动锻炼（图 1-7），禁止外力、暴力锻炼，以患者主动锻炼为主，可口服非甾体类消炎镇痛药，预防骨化性肌炎形成。

手术治疗患者：相对稳定患者术后第二天即可行肘关节屈伸活动锻炼；合并韧带损伤患者，术后用支具固定，术后2周开始锻炼肘关节的旋转、屈伸的训练。禁止外力、暴力锻炼，以患者主动锻炼为主，同时口服非甾体类消炎镇痛药。

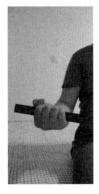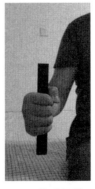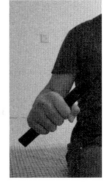

图 1-6 前臂旋转运动

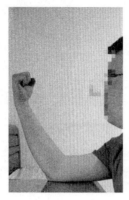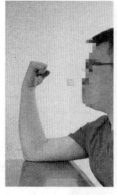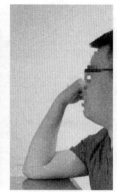

图 1-7　肘关节屈伸活动

五、预防及注意事项

需针对其病因进行预防,好发人群应注意避免外伤,如老年患者应在冰雪天气做好防滑措施等。如果外伤后出现肘关节肿胀、疼痛,应及时进行 X 线检查,以取得最佳治疗时机。

第二章 桡骨远端骨折

桡骨远端骨折是指桡骨远端关节面以上2～3 cm范围内的骨折,又名桡骨下端骨折。该骨折是临床上最常见的骨折之一,约占全身骨折的10%,多发于青壮年及老年人,女性多于男性。

一、病理机制及分型

桡骨远端骨折可由直接暴力或间接暴力造成,但以间接暴力多见。根据受伤时姿势及骨折移位的不同,可分为伸直型、屈曲型、巴顿(又分掌侧缘和背侧缘骨折2种)。

1.伸直型

又称克雷(Colles)骨折。受伤时,腕关节呈背伸位,手掌先着地,身体向下的重力与地面向上的反作用力交集于桡骨远端掌侧而发生桡骨远端伸直型骨折,骨折远端向桡侧和背侧移位,手腕部形成"餐叉畸形"(图2-1)。

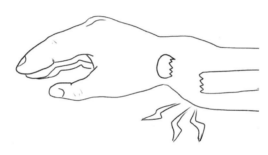

图 2-1 克雷骨折

2.屈曲型

又称史密斯(Smith)骨折、反科雷骨折。受伤时,腕关节呈掌曲位,手指先着地,传导暴力作用于桡骨远端背侧而造成屈曲型骨折,骨折的远端向掌侧和桡侧移位,手腕部形成"锅铲样畸形",这类骨折较伸直型少见。如为直接暴力可造成粉碎性骨折(图2-2)。

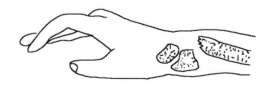

图 2-2 史密斯骨折

3.巴顿(Barton)型

(1)掌侧缘骨折:受伤时,腕关节呈掌曲位,手背先着地而造成。

(2)背侧缘骨折:受伤时,腕关节呈背伸位而前臂旋前,手掌先着地(图2-3)。

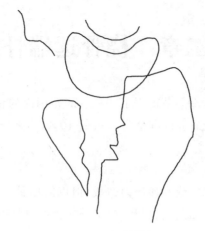

图 2-3 巴顿型骨折

二、临床表现及诊断要点

1.病史

有明确的外伤史。

2.临床表现

伤后腕关节上方明显肿胀,疼痛剧烈,有时有皮下瘀血,手指处于半屈曲休息位,不能握拳,常需健手托着患手以减轻疼痛。有移位骨折畸形明显,腕关节活动受限。如骨折近端压迫正中神经时,则有手指麻木等。

3.检查

桡骨远端压痛明显,可触及骨擦感,有纵向叩击痛。腕关节功能部分或完全丧失。有移位骨折常有典型畸形。

4.影像学检查

腕关节正侧位 X 线片可明确骨折类型和移位方向,并可了解是否合并尺桡关节脱位及尺骨茎突骨折。

三、夹板固定

1. **手法复位夹板固定**(图 2-4～图 2-7)

压垫夹板放妥后用 3～4 条布带捆扎固定,将前臂悬吊胸前 4 周(图 2-8)。

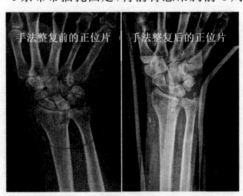

图 2-4　手法整复侧位对比

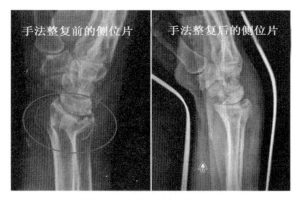

图 2-5　手法整复正位对比

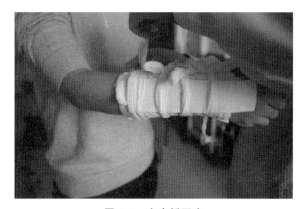

图 2-6　小夹板固定

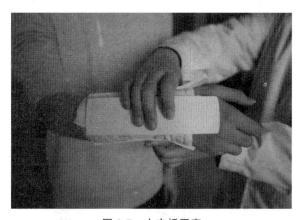

图 2-7　小夹板固定

2.夹板固定后的注意事项

(1)固定期间主动进行握拳、伸指锻炼,如压迫处有疼痛,肢端胀痛、麻木,应及时拆开夹板检查,调节夹板松紧度及固定垫的柔软和厚度。

(2)注意观察伤肢血液循环及肿胀疼痛情况,经常调节小夹板的松紧度。

(3)整复固定后即拍摄 X 线片检查,了解治疗效果。并定期拍片复查,及时纠正残余移位。

(4)4周骨折临床愈合后拆除夹板,夹板拆除后外敷促进骨折愈合的膏药,加强功能锻炼。

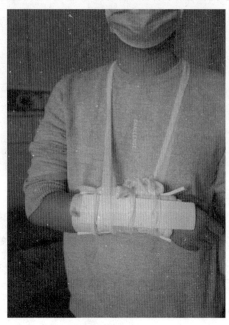

图2-8　整复后悬吊

四、手术治疗

1.手法整复加外固定架治疗

首先给予手法复位,透视见骨折位置良好后,给予外固定架治疗。术后4周拆掉外架,夹板辅助固定2周。恢复快,不需要二次手术(图2-9)。

2.切开复位内固定

对于粉碎性骨折,尤其是年轻患者,腕关节面损伤,保守治疗效果差,建议切开复位内固定(图2-10)。

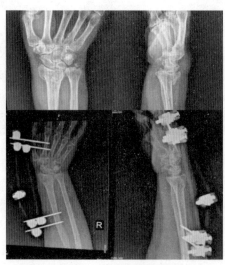

图2-9　外固定架术后

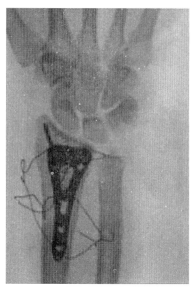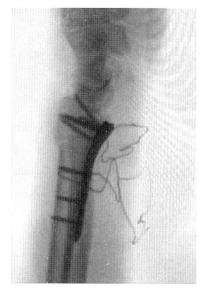

图 2-10 钢板内固定术后

五、预防与注意事项

对于本类骨折,笔者成功运用手法复位加小夹板固定治疗,或者辅助外固定架治疗,均效果满意。笔者主张尽早复位,有利于减轻患肢肿胀,减轻患者痛苦。

医者要注意调整夹板的松紧度,过紧易导致肢端发生缺血性坏死,过松又会导致固定失败。同时强调早期功能锻炼,固定后即刻开始锻炼。固定期间主动进行握拳、伸指锻炼,如压迫处有疼痛应及时拆开夹板检查,调节固定垫的柔软和厚度。注意观察伤肢血液循环及肿胀疼痛情况,经常调节小夹板的松紧度(图 2-11)。

实践证明大部分患者 4 周的固定时间足够,最长延长至 6 周。超过 6 周会影响腕关节功能的恢复,后期遗留手腕及手部功能障碍。

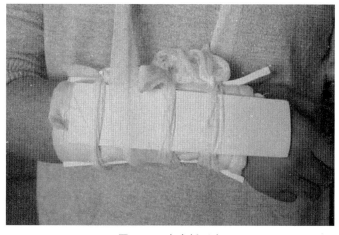

图 2-11 小夹板固定

第三章 股骨颈骨折

股骨颈骨折是中老年人的常见骨折,大多数发生在 50 岁以上。此外,随着建筑业及交通业的发展,诸如高空坠落、车祸等意外的发生,年轻患者的股骨颈骨折发病率也呈上升趋势。股骨颈由于局部剪力作用,骨折不易固定。同时,股骨颈骨折后股骨头血供受到严重影响,容易出现骨折不愈合或股骨头坏死。老年人伤前大多伴有高血压、糖尿病等慢性疾病,如不采取适当治疗,极易因长期卧床而发生多种并发症。因此一般建议手术治疗。

一、病因

股骨颈骨折的发生与骨质疏松导致骨质量下降有关,但直接因素多为遭受轻微扭转暴力或高能量暴力,具体情况与患者年龄有关,老年患者通常由低能量损伤导致股骨颈骨折,年轻患者多由高能量暴力引起。

二、流行病学

目前,中国人的股骨颈骨折的发生已占全身骨折的 3.6%,占髋部骨折的 48%～54%。最常见人群是 50 岁以上的老年患者,多由跌倒等低能量损伤引起。50 岁以下的年轻人股骨颈骨折多由高能量暴力损伤造成,仅占此部位骨折患者的 3%。

三、临床表现

股骨颈骨折后会出现患侧髋部剧烈疼痛,伸屈时加重,且腹股沟中点压痛明显,疼痛可能会累及膝关节。腿部活动受限,难以自主活动,不能站立和行走,需要警惕的是少数患者在骨折后仍能行走,但随着疼痛逐渐加重,也会出现无法行走的症状。股骨颈骨折后会出现患肢缩短,有不同程度外展、外旋畸形,即大腿会向外侧撇(图 3-1～图 3-3)。

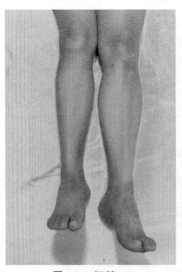 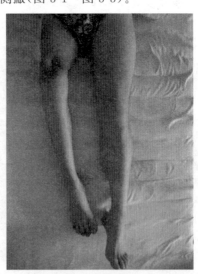

图 3-1 短缩一   图 3-2 短缩二

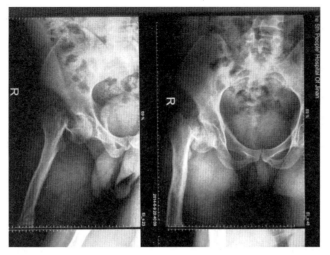

图 3-3　X 线片

四、治疗

1.保守治疗

股骨颈骨折需根据患者的年龄及骨折特点和类型,来选择不同的治疗方法。对于绝大部分患者,首选手术治疗;无移位股骨颈骨折、身体情况差或合并有严重内科疾病无法耐受手术的患者,以保守治疗为主。适用于年龄过大,全身情况差,或合并有严重心、肺、肾、肝等功能障碍者。患者可穿防旋鞋,下肢外展中立位皮牵引卧床 6～8 周。对全身情况很差的高龄患者应以挽救生命和治疗并发症为主,骨折可不进行特殊治疗。尽管可能发生骨折不愈合,但部分患者仍能扶拐行走。不管保守还是手术治疗,中医中药贯穿于整个治疗过程中,起到活血化瘀、消肿止痛、补肾壮骨、促进愈合的作用。

2.手术治疗

(1)闭合复位内固定:对所有类型股骨颈骨折患者均适用。闭合复位成功后,在股骨外侧打入多根空心拉力螺纹钉内固定或动力髋螺钉固定(图 3-4～图 3-6)。

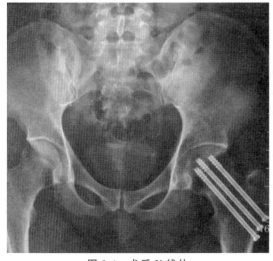

图 3-4　术后 X 线片

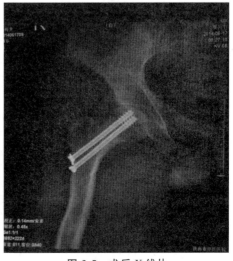

图 3-5　术后 X 线片

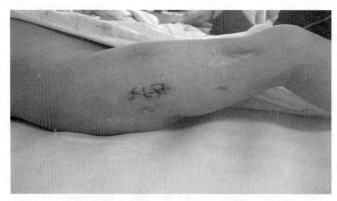

图 3-6　术后

（2）人工关节置换术：适用于骨折移位较大的高龄患者；老年合并内科疾病但能耐受手术者。手术有利于患者早期活动，避免长期卧床引起的严重全身并发症；陈旧性股骨颈骨折不愈合，股骨头坏死或合并髋关节骨关节炎者。手术方式包括人工股骨头置换术、全髋关节置换术（图 3-7，图 3-8）。

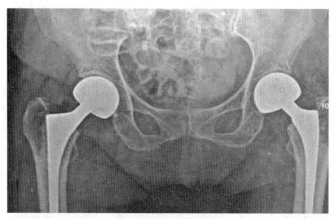

图 3-7　术后 X 线片

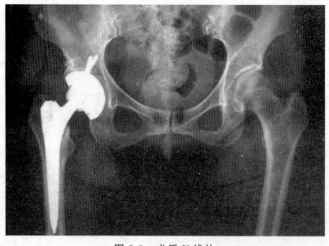

图 3-8　术后 X 线片

五、康复锻炼

术后在医生指导下开展康复训练,主要包括关节的活动、力量的训练等,下面以髋关节后侧入路为例介绍术后功能锻炼及注意事项(图 3-9～图 3-15)。

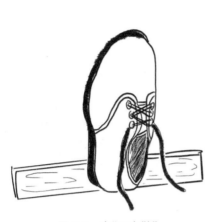

图 3-9　穿"丁字鞋"

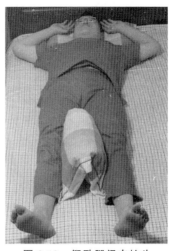

图 3-10　仰卧腿间夹枕头

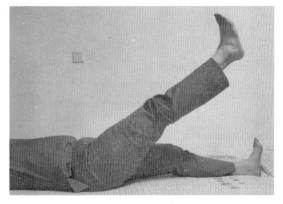

图 3-11　直腿抬高

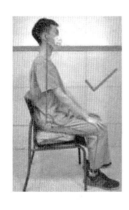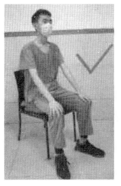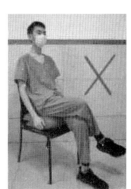

图 3-12　坐姿调整一

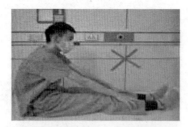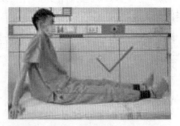

图 3-13　坐姿调整二

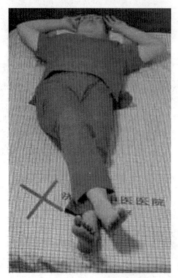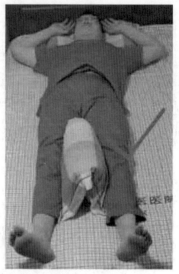

图 3-14　躺姿调整

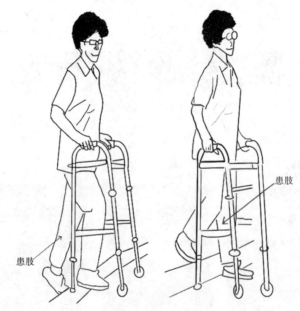

图 3-15　支具辅助行走

使用支具上楼梯时,先上健侧肢体,下楼梯时,先下患侧肢体

六、预防

股骨颈骨折需针对其病因进行预防,因此 50 岁以上人群应警惕骨量流失,好发人群应注意避免外伤,如老年患者应在冰雪天气做好防滑措施等。一经出现髋部疼痛无法缓解等疑似股骨颈骨折症状,应及时进行 X 线检查,以取得最佳治疗时机。

第四章　踝关节骨折

踝关节骨折是关节内骨折,主要是由于间接暴力引起,常发生在体育锻炼、剧烈劳动等情况中。踝关节是下肢重要的负重关节之一,可以承受约为体重5倍的重量,在人们的日常活动中其稳定性和灵活性起着重要的作用,如果治疗不当将会对日常生活产生严重的影响,因此踝关节骨折的复位要求也很高(图4-1,图4-2)。

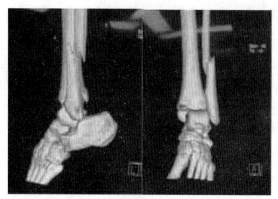

图4-1　踝关节骨折X线片一

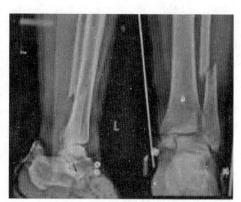

图4-2　踝关节骨折X线片二

一、病因

1.间接暴力

是导致踝关节骨折的主要病因,日常生活中施力不当,间接暴力作用通过纵向传导、杠杆作用或扭转作用,使踝关节发生骨折,如从高处跌落足部着地、行走不慎等。

2.直接暴力

某些强有力的外力直接作用于踝关节及周围部位,可导致踝部的复杂性骨折,如交通事故伤、建筑工地外伤等。

3.积累性劳损

如远距离行走、长时间运动或运动不当等,容易导致踝关节骨折。

二、流行病学

踝关节骨折是创伤骨折常见类型之一,占成人骨折的7.6%。近年来踝关节骨折的发生率有明显上升趋势,老年女性更易发生踝关节骨折。

三、临床表现

踝关节骨折患者常见的临床症状包括踝关节肿胀、畸形、活动障碍、皮下瘀斑,并发症主要有踝关节创伤性关节炎、骨折不愈合、骨折畸形愈合(图4-3)。

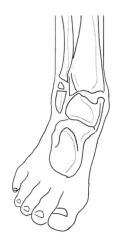

畸形　　　　活动受限　　　局部肿胀

图 4-3　症状踝关节骨折

四、分型

踝关节属屈戌关节,为骨与韧带组成的坚强复合体,以适应踝关节运动的灵活性及承受来自各方向的不同应力。临床中简单实用性较强的分型踝关节骨折:Ⅰ型为单处骨折损伤;Ⅱ型双处骨折损伤;Ⅲ型为三处骨折损伤;Ⅳ为垂直压缩骨折,胫骨远端前缘骨折归入此类;Ⅴ型为内、外侧副韧带损伤;Ⅵ型为儿童骨骺损伤。该分型法缺乏对受伤机制的分析以及损伤程度的描述(图 4-4,图 4-5)。

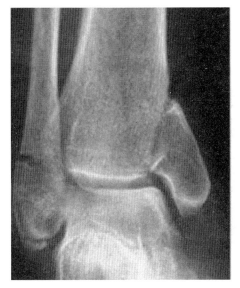

图 4-4　踝关节骨折 X 线片三

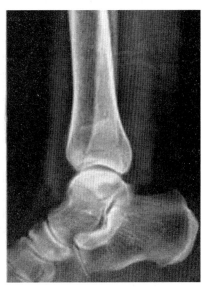

图 4-5　踝关节骨折 X 线片四

五、治疗

(一)保守治疗

对无移位骨折或经手法复位成功的踝关节骨折患者,可用小腿石膏固定踝关节于背伸 90°中立位(图 4-6),1～2 周待肿胀消退、石膏松动后可更换一次,石膏固定时间一般为 6～8 周。术后早期治宜活血化瘀、行气消肿止痛为主,佐以补益气血,方选桃红四物汤、复元活血汤等加下肢引经药物合四物汤、四君子汤、八珍汤。后期治宜接骨续筋为主,方选新伤续断方等。

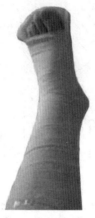

图 4-6　石膏固定

(二)手术治疗

1.麻醉方式

神经阻滞麻醉、椎管内麻醉或全麻。

2.手术方式

根据不着类型选取不同的手术方式:踝关节切开复位内固定术,外固定架固定,韧带修复等。

3.手术内植物

接骨板(图 4-7)、螺钉、张力带钢丝、髓内钉,外固定架。

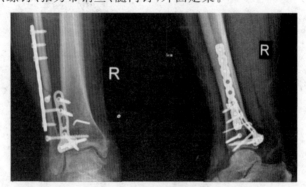

图 4-7　踝关节骨折钢板内固定术

手术过程中给予电针足三里、合谷等穴位,手术结束前给予 0.5%利多卡因行伤口局部麻醉,使用体温毯维持术中患者体温不低于 36.0 ℃。

现在多认为外踝的长度和对位是踝关节整复最重要的一环,其次是内踝、下胫腓韧带对维持踝关节的稳定有重要意义,故主张外踝用管型或解剖钢板,作坚强内固定,恢复腓骨的长度和外翻角,抵消距骨对外踝的部分向外压应力,有利于关节的复位及稳定。内踝可以选用松质骨螺钉或可吸收螺钉内固定,后踝可根据骨折与胫距关节面的关系选择固定或是不固定(图4-8,图4-9)。

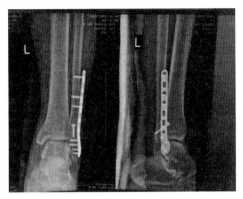 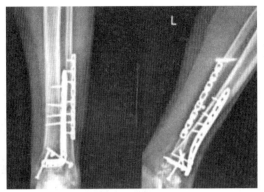

图4-8 踝关节骨折钢板内固定术一　　　图4-9 踝关节骨折钢板内固定术二

4.微创治疗

目前国内许多学者使用微创经皮内固定治疗踝关节骨折也取得了良好的疗效。微创治疗是在手法复位后必要时行小切口切开复位,在C型臂X线机下,经皮置入松质骨空心拉力螺钉或克氏针达到固定的目的。可以避免过多切开韧带以及对软组织的损伤,对骨折端的血供影响小,从而达到微创的目的。

六、康复及锻炼

1.药物调理

胫腓骨骨折术后,早期局部受到手术干扰,气滞血瘀导致局部肿胀、疼痛更甚,同时患者耗气伤血,虚损也较为明显;而术后中期,局部肿痛消退,患者虚损也逐步恢复。针对手术不同阶段病因病机,拟采用以下中医药干预方法:术后早期治宜活血化瘀、行气消肿止痛为主,佐以补益气血,方选桃红四物汤、复元活血汤等加下肢引经药物合四物汤、四君子汤、八珍汤。对于手术切口红肿者可采用清热凉血法(包括清热解毒法、凉血止血法,方用犀角地黄汤、五味消毒饮等)。术后中期,治宜接骨续筋为主,方选新伤续断方等(图4-10)。

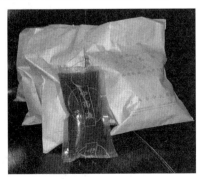

图4-10 中药治疗

2.饮食调理

踝关节骨折患者早期以清淡、易消化饮食为主,如绿叶蔬菜汤、小米粥等;后期以富含高钙、高维生素、高蛋白饮食为主,如牛奶、瘦肉、鸡蛋、鸡肉、贝类海鲜、绿叶蔬菜。忌烟酒,因为烟草中的尼古丁和酒精可以引起骨质疏松,影响骨折愈合。

3.护理

护理以减轻疼痛、促进骨折愈合、改善踝关节功能为主,若患者采用石膏外固定,要注意观察压疮及肢体缺血情况。抬高患肢(图4-11),观察末节血运,注意石膏松紧度,避免患肢过早负重和剧烈运动,加强踝关节的功能锻炼,减轻肌肉萎缩。后期膝关节僵硬可采用局部热敷,促进膝关节功能恢复。

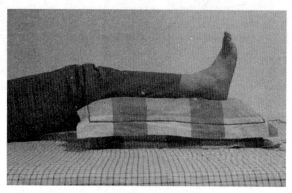

图4-11　仰卧时患肢垫高

4.康复锻炼

根据具体情况安排个性化的康复训练,总体采用循序渐进的原则。术后监测患者体温是否正常,对于患足出现热、肿、痛等症状,应及时检查,避免感染发生,同时观察患肢末端血氧饱和度及毛细血管充盈情况,了解血液循环状况。踝关节骨折患者采用石膏外固定,易并发压疮及肢体缺血,如果固定位置疼痛明显、末节血运差,要及时去除石膏,消毒换药处理。

七、预防

暴力是引起踝关节骨折的主要原因,因此预防踝关节骨折的方法主要是防止受伤,增强安全意识,加强防护,运动锻炼应注意循序渐进的原则。增强安全意识,参加体育运动提前热身,佩戴支具,加强防护。预防摔倒,尽量不到路况不好的地方去,走路不稳者使用拐杖。选择合适的鞋子,尤其注重防滑。减肥、戒烟、限酒,养成良好的生活习惯。适量摄入钙元素,利于增加骨硬度。预防骨质疏松。

第五章　骨质疏松性椎体骨折

骨质疏松性骨折是骨质疏松症的严重后果,由于骨量减低、骨强度下降、骨脆性增加,日常活动中由轻微损伤即可造成脆性骨折,此类骨折多属于完全骨折。本病多发于老年,尤其是绝经后妇女。而脊柱骨质疏松椎体压缩性骨折是其最常见的骨折。骨折后骨愈合过程减缓,外科治疗的难度大,临床疗效降低,而且再次发生骨折的风险大。患者的生活质量明显受到影响,并有较高的致残率及致死率。

一、常见病因

本病发生与骨质疏松导致骨质量下降有关,多为遭受轻微外伤,例如跌倒、搬重物等,具体情况与患者年龄有关,绝经后女性多见。

二、流行病学

骨质疏松是常见病,我国 50 岁以上人群骨质疏松症患病率女性为 20.7％,男性为 14.4％。60 岁以上人群骨质疏松症患病率明显增高,女性尤为突出。骨质疏松导致的骨折危害巨大,是老年患者致残和致死的主要原因之一,生活质量明显下降。

三、临床表现

脊柱骨质疏松椎体压缩性骨折的临床表现复杂多样,既可包含骨折的一般表现,有时也可呈现出根性放射痛等特殊表现,需与脊柱退行性疾病鉴别。骨质疏松的严重程度,骨折的严重程度及骨折的时期不同,会有不同的临床表现。其临床表现主要如下。

1.腰背痛

是最主要的临床表现,是患者就诊的主要原因。腰痛静卧轻,翻身时疼痛重,并常表现出沿骨折部位神经走行的放射痛。如胸椎骨折,背部疼痛沿肋间神经放射;腰椎骨折,疼痛可向着腹前区放射,或沿着股神经或坐骨神经放射。

2.后凸畸形

部分患者发生骨折后无明显疼痛不适,或经早期卧床及自服止痛药物治疗后疼痛减轻,仍能从事日常工作而未诊治。由于患者早期未制动,常导致骨折椎体继续压缩变扁,骨折愈合差,发生进展性脊柱后凸畸形。

3.腰背部的慢性疼痛及身高下降

大部分患者出现骨折部位棘旁疼痛和压痛,胸腰段椎体压缩骨折表现为下腰痛,患者由于腰背部疼痛,下腰段肌肉长时间痉挛、肌肉疲劳,引起远离骨折部位的疼痛及压痛等。

4.其他表现

腹胀、大便干等。

四、检查

X 线片作为一种传统的检查方法,可用于评估有症状的骨质疏松患者,骨折患者可表现为椎体变扁、楔形变,或椎弓根受损(图 5-1)。CT 检查的优点有成像清晰,密度分辨率较高,发现 X 线片不能发现的骨皮质、骨纹理中断,弥补了 X 线片的不足,使骨质疏松椎体骨折的诊断全面而准确。MRI 可更准确地评估有无椎管压迫、骨折新旧程度及与恶性肿瘤所致椎体压缩骨折相鉴别。骨密度检测对于早期诊断骨质疏松,评估再发骨折风险及指导治疗有重要意义。

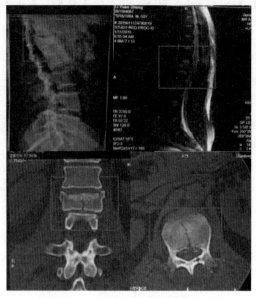

图 5-1　椎体压缩骨折影像

五、治疗

本病治疗方法包括保守疗法和手术疗法。手术疗法包括微创手术和开放手术。

1.保守疗法

保守疗法包括卧床休息、药物镇痛、支具外固定等。伤后 3 个月以内属于愈合期,目前一致的意见是椎体压缩骨折患者保守治疗应卧床至少 3 个月。康复锻炼应尽早开始,伤后 1～2 天即可进行,以增加腰背部肌力,恢复脊椎的稳定性。腰背部肌肉训练可采用"五点支撑法"(图 5-2),即患者取仰卧位,用头、双肘和双足撑起身体,腰部向上挺,尽力腾空后伸;患者也可取"小燕飞式"(图 5-3),俯卧位,上肢伸直后伸、头胸后仰、挺腹,或下肢伸直后伸,体质好的患者也可上、下肢同时后伸,呈一弧形。值得注意的是,这是骨骼的愈合期,要避免脊柱前屈,不宜过早直立负重,以免加重骨折椎体的变形,影响骨折的愈合。

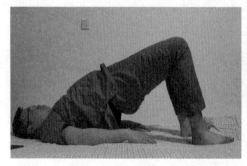

图 5-2　五点支撑

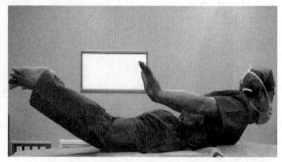

图 5-3　小燕飞

2.手术治疗

(1)开放手术:目前多用于伴有神经、脊髓受压及结构性失平衡的病例,但骨质疏松常易导致内固定失败。开放手术创伤大,患者多为老年人,术前需评估患者心肺功能及手术的耐受力,行骨密度检查评估患者骨质疏松严重程度,内固定植入时常需骨水泥强化(图5-4,图5-5)。

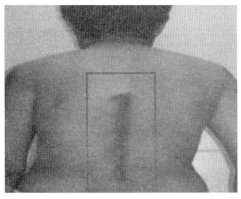
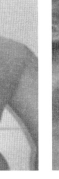

图 5-4　术后刀口　　　　　　　　　　　图 5-5　术后影像

(2)微创手术:目前开展较成熟的微创手术主要包括经皮椎体成形术和经皮后凸成形术。微创手术可以达到稳定骨折、恢复椎体力学强度、防止椎体进一步压缩和缓解疼痛的目标,使患者早期恢复正常活动(图5-6~图5-9)。

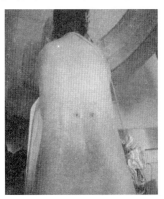
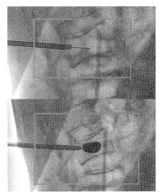

图 5-6　手术刀口　　　　　　　　　　　图 5-7　术中影像一

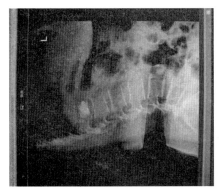
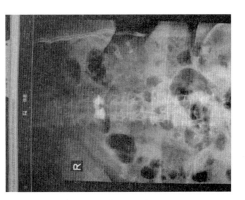

图 5-8　术后影像二　　　　　　　　　　图 5-9　术后影像三

六、预后

骨折治疗的预后一般较好。但骨折治疗只是初步,进一步抗骨质疏松治疗,是决定患者远期疗效的关键。药物治疗即抗骨质疏松治疗。药物主要分为骨吸收抑制剂、骨矿化物、骨形成促进剂以及具有双重作用的制剂。抑制骨吸收药物包括双磷酸盐类、雌激素、降钙素等。笔者所在医院自制制剂"筋骨力"补肾益精、强筋壮骨,促进钙质吸收,增加骨密度。通过补肾壮骨在治疗骨质疏松症、骨质增生、颈肩腰背疼痛、肌肉关节酸痛、神疲乏力、记忆力减退方面效果优良。

七、预防

1.一级预防

应从儿童、青少年做起,注意合理膳食营养。适当运动,避免嗜烟、酗酒及长期饮用浓茶、咖啡、碳酸饮料而造成钙的流失。坚持科学的生活方式。

2.二级预防

人到中年,尤其妇女绝经后,骨丢失量加速进行,应及早采取防治对策。

3.三级预防

对退行性骨质疏松症患者应积极进行药物治疗,还应加强防摔、防碰、防绊、防颠等措施。

第六章　颈椎病

颈椎病是指因颈椎退行性变引起颈椎管或椎间孔变形、狭窄,刺激、压迫颈部脊髓、神经根,并引起相应临床症状的疾病。近年来由于电脑和智能手机的普及,颈椎病的发病率呈逐年增高、发病年龄逐年下降的趋势(图 6-1)。

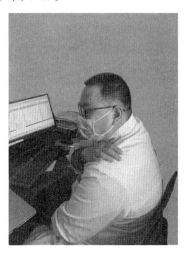

图 6-1　颈肩部疼痛

一、病因

颈椎病的病因和发病机制极为复杂,至今未完全阐明,不同类型其病因不尽相同。目前发现同颈椎病发病相关的因素有退变、创伤、劳损、颈椎发育性椎管狭窄、炎症及先天性畸形等诸多方面。

二、流行病学

颈椎病是是常见病、多发病,目前在全球范围内,颈椎病的患病率与发病率有所攀升。

三、临床表现

颈椎病有 5 种常见分型,分别是颈型、神经根型、交感神经型、椎动脉型及脊髓型颈椎病。

1.颈型颈椎病

颈型颈椎病也称局部型颈椎病,具有头、肩、颈、臂的疼痛及相应的压痛点,X 线片上没有椎间隙狭窄等明显的退行性改变,但可以有颈椎生理曲线的改变,椎体间不稳定及轻度骨质增生等变化。此型在临床上极为常见,是最早期的颈椎病。不少反复落枕的患者即属于此种改变。此型实际上是颈椎病的最初阶段,也是治疗最为有利的时机。

2.神经根型颈椎病

是颈椎退变引起的神经根病变,双侧或一侧根性痛是最常见的症状,或伴随该神经分布区的麻木、过敏、感觉减弱等。本型最为常见,占 60%～70%。

3.交感神经型颈椎病

主要由于病变刺激,导致交感神经末梢功能紊乱,症状重且多,如头晕、头痛、头晕、失眠、记忆力减退、胸闷、心悸、心律失常、血压升高、出汗、感觉异常、恶心不适等。多见于 40 岁左右的人群,女性多与男性。

4.椎动脉型颈椎病

由于各种原因导致椎动脉或血管变异,引起血管变窄进而导致供血不足,头颅旋转时引起眩晕发作是本病最大特点。猝倒是本病的一种特殊症状,发作前并无预兆,多发生于行走或站立时,头颈部过度旋转或伸屈时可诱发,反向活动后症状消失。摔倒前常常察觉下肢突然无力而倒地,但意识清楚,视力、听力及讲话均无障碍,并能立即站起来继续活动。多发生于 30～40 岁的人群。

5.脊髓型颈椎病

患者颈椎病变导致脊髓受压、炎症、水肿等,这种类型的病变最为危险,俗称"瘫痪性颈椎病"。早期无自觉症状,随着病情发展,出现行走困难,下肢肌肉发紧,不能快步走,重者明显步态蹒跚,更不能跑。双足有踩棉花样感觉。双手精细动作较差,如拿小件物体常落地,不能扣衣服纽扣,此时易被误诊脑血管疾病。多发于 50 岁左右的中老年人。

四、治疗

颈椎病是一种慢性退变性疾病,其治疗也需要根据不同的病程以及不同的病理类型而有所不同。

1.一般治疗

改善与调整睡眠姿势,纠正与改变工作中的不良姿势,口服非甾体类抗炎药、神经营养药、活血化瘀类中成药,采用针灸、针刀、整脊,离子导入疗法、超短波、短波、石蜡疗法等常用的颈部理疗。对于脊髓型颈椎病严禁推拿、牵引治疗。

出现下列情况建议手术治疗:

(1)出现明显的脊髓、神经根损害,经非手术治疗无效。

(2)患者在外伤或其他原因的作用下症状突然加重,甚至出现不全瘫痪或瘫痪。

(3)影像学伴有明显颈椎间盘突出,脊髓或神经症状较重,经非手术治疗无效。

2.中医治疗

对患者进行中医辨证分型论治,可以提高疗效、缩短疗程,减轻患者的痛苦,达到活血化瘀、通络止痛、镇惊安神的目的。本院自制制剂颈肩腰痛丸、颈脑定眩丸治疗神经根型颈椎病、椎动脉型颈椎病疗效显著。

五、康复及锻炼

注意颈部保暖(图 6-2),枕合适的枕头(图 6-3),避免手提重物(图 6-4),可以进行对抗颈部锻炼(图 6-5)。

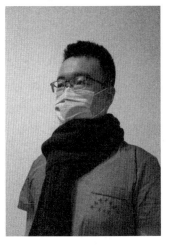

图 6-2　颈部保暖

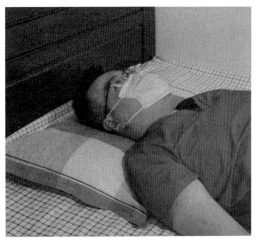

图 6-3　枕合适的枕头

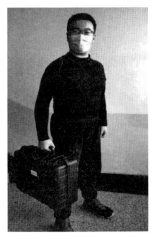

图 6-4　避免手提重物

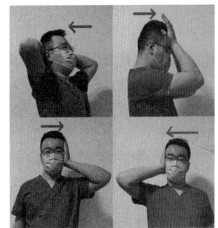

图 6-5　对抗颈部锻炼

脊髓型颈椎病不建议进行"摇头晃脑"的锻炼。

第七章 肩关节周围炎

肩关节周围炎又称为粘连性肩关节囊炎、肩周炎、五十肩、肩凝症、冻结肩,是常见病、多发病。原因复杂,既有肩部原因又有肩外因素,一般认为与肩关节退行性改变、外伤、慢性劳损、内分泌紊乱、环境等密切相关。好发于50岁左右的中老年人,女性多于男性,左侧多于右侧,双侧同时发病者少见。其病理为肌肉和肌腱、滑囊以及关节囊发生慢性损伤和炎症。目前对肩周炎主要是保守治疗,口服非甾体类抗炎药和物理治疗,同时进行关节功能练习,通过治疗绝大多数会改善或者痊愈。

一、病因

肩周炎的病因和发病机制极为复杂,至今未完全阐明。一般认为既有肩部原因又有肩外因素,与肩关节退行性改变、外伤、慢性劳损、内分泌紊乱、环境等密切相关。好发于50岁左右的中老年人,女性多于男性。外伤、气候变化等是常见诱发因素。

二、流行病学

肩周炎是常见病、多发病,发病率为2%～5%,好发于50岁左右的中老年人。女性多于男性,左侧多于右侧,双侧同时发病者少见。

三、临床表现

肩周炎的典型症状是肩关节疼痛,活动受限。可见肩关节压痛、怕冷,梳头困难等。可以并发废用性肌萎缩。

四、治疗

由于肩周炎的病因和发病机制复杂,尚未完全阐明,目前仍缺乏病因治疗。一般是对症治疗为主,达到缓解疼痛、恢复功能,避免肌肉萎缩目的。对肩周炎患者进行疾病教育、医学营养治疗、运动治疗、病情监测和药物治疗。

五、康复锻炼

下面介绍肩周炎保健操,有助于您在生活中随时随地进行锻炼,只要坚持,就能起到更好的辅助效果。

1.趴墙

肩周炎患者正面趴在一堵空墙上,双臂紧贴墙上,手指带动手臂逐渐向上做爬墙的动作。保持身体的稳定和不动,尽量让双臂向上爬得高一些、更高一些,直到疼痛不能再向上。这也可作为肩周炎的日常锻炼的一种(图7-1)。

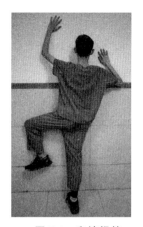

图 7-1　爬墙锻炼

2.搓背

肩周炎患臂从背后下侧摸背,往往两手臂都很难互相摸到,这时可以用一条毛巾连接两臂,如同搓背一样。这是常见的肩周炎的日常锻炼(图 7-2)。

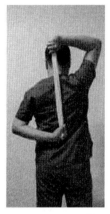 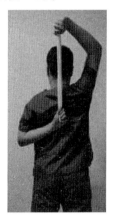

图 7-2　搓背锻炼

3.划圈

双脚直立,双手下垂,找一个中心点,进行画圈运动,正面画 40 次,反面画 40 次,两臂各画一遍,每天 1 次(图 7-3)。

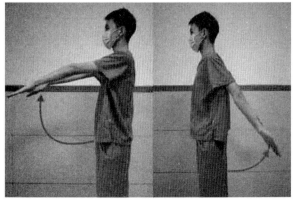

图 7-3　画圈锻炼

4.棒推

找一根 50 cm 左右的棒子,双手将棒子平举,用好的一侧手向外推动患侧手,每天向外推动几厘米就行,反复坚持,直到患侧可做外展运动。

5.甩手

患者背部靠墙站立,或仰卧在床上,上臂贴身、屈肘,以肘点作为支点,进行外旋活动(图 7-4)。

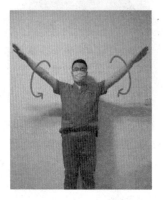

图 7-4 甩手锻炼

6.拉手

患者自然站立,在患侧上肢内旋并向后伸的姿势下,健侧手拉患侧手或腕部,逐步拉向健侧并向上牵拉(图 7-5)。

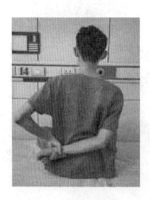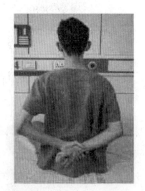

图 7-5 拉手锻炼

7.展臂

肩周炎患者上肢自然下垂,双臂伸直,手心向下缓缓外展,向上用力抬起,到最大限度后停 10 分钟,然后回原处,反复进(图 7-6)。

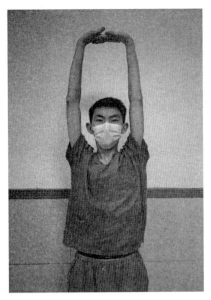

图 7-6　展臂锻炼

8.旋肩

肩周炎患者站立,患肢自然下垂,肘部伸直,患臂由前向上向后划圈,幅度由小到大,反复数遍(图 7-7)。

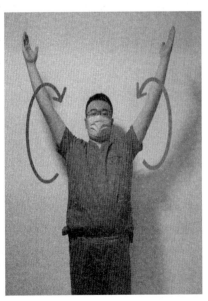

图 7-7　旋肩锻炼

六、预防

由于肩周炎病因复杂多样,发病机制复杂,目前还没有特异而有效的预防方法。但建立良好的生活习惯对预防疾病发生,或避免疾病进一步加重有益处。重视早期筛查,尤其是 50 岁以上人群。

第八章 肩峰下撞击综合征

肩峰下撞击综合征(SAIS)是最常见的肩部疾病,几乎占肩部疼痛患者的 44%～65%。SAIS 包括一系列肩峰下空间病变,包括肩袖轻微撕裂、肩袖肌腱病、钙化肌腱炎和肩峰下滑囊炎。SAIS 的主要后果是功能丧失和疼痛。

肩峰下间隙由下方的肱骨头,肩峰前 1/3 的前缘和下表面,喙肩韧带和肩峰上的关节突出。肩峰和肱骨头之间的空间高度在 X 线片上为 1.0 cm 至 1.5 cm。插入这两个骨结构之间的是肩袖肌腱、肱二头肌腱的长头、肩峰下滑囊和喙肩韧带。任何扰乱这些肩峰下结构关系的异常都可能导致撞击。

一、病因

肩峰前外侧端形态异常、骨赘形成,肱骨大结节的骨赘形成,肩锁关节增生肥大,以及其他可能导致肩峰－肱骨头间距减小的原因,均可造成肩峰下结构的挤压与撞击。这种撞击大多发生在肩峰前 1/3 部位和肩锁关节下面。反复的撞击促使滑囊、肌腱发生损伤、退变,乃至发生肌腱断裂

二、流行病学

肩峰撞击综合征可发生于 10 岁至老年。部分患者具有肩部外伤史,相当多的患者与长期过度使用肩关节有关。

三、临床表现

患者因肩袖、滑囊反复受到损伤,组织水肿、出血、变性乃至肌腱断裂而引起症状。早期的肩袖出血、水肿与肩袖断裂的临床表现相似,易使诊断发生混淆。应当把肩峰撞击综合征与其他原因引起的肩痛症进行鉴别,并区分出肩峰撞击综合征属于哪一期,这对本病的诊断和治疗十分重要。

各期肩峰撞击综合征的共同症状如下。

1.肩前方慢性钝痛

在患臂上举或进行外展活动时症状加重。

2.疼痛弧征

患臂上举 60°～120°出现疼痛或症状加重。疼痛弧征仅在部分患者中存在,而且有时与肩峰撞击综合征并无直接关系。

3.砾轧音

检查者用手握持患臂肩峰前、后缘,使上臂做内、外旋运动及前屈、后伸运动时可扪及砾轧音,用听诊器听诊更易闻及。明显的砾轧音多见于肩峰撞击综合征 2 期,尤其是在伴有完全性肩袖断裂者。

4.肌力减弱

肌力明显减弱与广泛性肩袖撕裂的晚期肩峰撞击综合征密切相关。肩袖撕裂早期,肩的外展和外旋力量减弱,有时是因疼痛所致。

5.撞击试验

检查者用手向下压迫患者患侧肩胛骨,并使患臂上举,如因肱骨大结节与肩峰撞击而出现疼痛,即为撞击试验阳性。有学者认为本试验对鉴别肩峰撞击综合征有临床意义。

6.撞击注射试验

以 1% 利多卡因 10 mL 沿肩峰下面注入肩峰下滑囊。若注射前、后均无肩关节运动障碍,注射后肩痛症状暂时性完全消失,则肩峰撞击综合征可以确立。如注射后疼痛仅有部分缓解,且仍存在关节功能障碍,则"冻结肩"的可能性较大。本方法对非肩峰撞击综合征引起的肩痛症可以作出鉴别。

四、治疗

1.治疗方法选择

治疗方法的选择取决于肩峰撞击综合征的病因与病期。

(1)肩峰撞击综合征 1 期:采取非手术治疗。早期用三角巾或吊带制动,在肩峰下间隙注射皮质激素和利多卡因能取得明显止痛效果。口服非甾体类消炎镇痛剂能促进水肿消退、缓解疼痛,同时可应用物理治疗。

(2)肩峰撞击综合征 2 期:进入慢性冈上肌腱炎和慢性滑囊炎阶段,仍以非手术治疗为主。以物理治疗与体育疗法为主促进关节功能康复,并改变劳动姿势和操作习惯,避免肩峰撞击综合征复发。

(3)肩峰撞击综合征 3 期:均伴有冈上肌腱断裂和肱二头肌长头腱断裂等病理变化,是外科治疗的适应证。对冈上肌腱断裂一般采用 Mclaughlin 修补术,对广泛性肩袖撕裂可利用肩胛下肌转位或冈上肌推移修补术,重建肩袖功能。与此同时应常规做前肩峰成形术,切除肩峰前外侧部分,切断喙肩韧带,使已修复的肌腱避免再受到撞击。术后患肢宜做零度位牵引或肩人字石膏固定,3 周之后去除固定行康复训练。

2.非手术治疗

非手术治疗的时限在 12～18 个月不等。关节镜在肩峰下减压术中的应用使手术操作的并发症减少,因而非手术治疗的时间可以适当缩短。非手术治疗的时间依患者的具体情况而定,但大多数报道建议非手术治疗的时间不应少于 6 个月。

3.手术治疗

手术治疗指征是非手术治疗失败的 2 期和 3 期肩峰撞击综合征患者。手术包括肩峰下减压和肩袖修复两部分,肩峰下减压术是首选,它包括清理有炎症的肩峰下滑囊,切除喙肩韧带、肩峰的前下部分和肩锁关节的骨赘甚或整个关节。切除肩锁关节并非常规进行,只有当肩锁关节有压痛、肩锁关节的骨赘被确定是肩峰撞击综合征的部分病因时才具备指征。如今,肩峰下间隙减压手术可以由传统的开放技术或 Ellman 的关节镜技术完成。

五、康复锻炼

康复训练方法很多,以下仅介绍几种康复治疗方案。

1.运动控制/力量训练

(1)抗阻肩内外旋训练(图 8-1)。

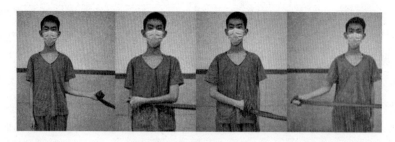

图 8-1　抗阻肩外旋锻炼

(2)抗阻肩胛后缩训练(图 8-2)。

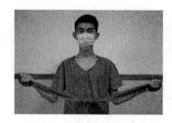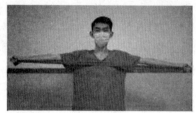

图 8-2　锻炼抗阻肩胛后缩

(3)抗阻肩胛前伸训练(图 8-3)。

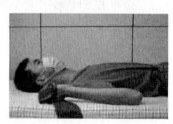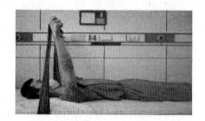

图 8-3　抗阻肩胛前伸锻炼

(4)四点跪位:俯卧撑＋"骆驼背"训练(图 8-4)。

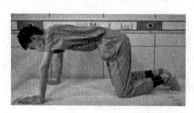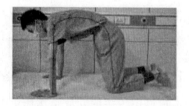

图 8-4　四点跪位锻炼

2.牵伸训练

(1)肩关节后牵伸训练,水平内收(图 8-5)。

(2)肩内旋,毛巾牵拉训练(图 8-6)。

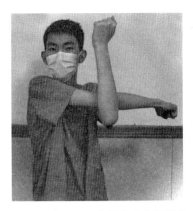 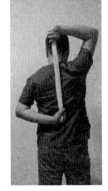 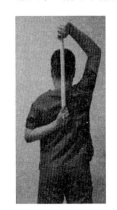

图 8-5　肩关节后牵伸锻炼　　　　　　图 8-6　肩内旋锻炼

六、预防

(1)睡觉姿势的改正(图 8-7)。

(2)从高处搬动重物时,不要仰头踮脚尖,应使用垫脚物后平视取用(图 8-8)。

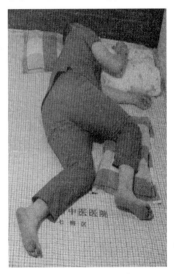 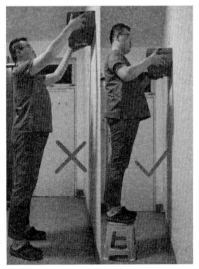

图 8-7　预防姿势一　　　　　　图 8-8　预防姿势二

第九章 网球肘

网球肘是一种肱骨外上髁处、伸肌总肌腱起点附近的慢性损伤性炎症，总称为肱骨外上髁炎。但其受累结构仅包括骨膜、肌腱、关节滑膜等，而骨质并无实质性损害。打网球者经常反手挥拍击球，若不得法常引发本病，因此俗称为网球肘。

一、病因

因职业需反复用力伸腕活动，如乒乓球、网球中的"反拍"击球。泥瓦工、理发员、会计，以及偶然从事单纯收缩臂力活动工作的人，都会引起附着于肱骨外上髁部肌腱、筋膜的慢性劳损。

二、流行病学

网球肘在外科临床上颇为常见，易发生在35～50岁的患者身上，男性发病多见女性，多见于运动员和体力劳动者。

三、临床表现

患者逐渐出现肘关节外侧痛，在用力握拳、伸腕时疼痛加重以致不能持物。严重者拧毛巾、扫地等细小的生活动作均感困难。检查时，仅在肱骨外上髁、桡骨头及二者之间有局限性、极敏锐的压痛。皮肤无炎症，肘关节活动一般不受影响。

伸肌腱牵拉试验（mils征）：伸肘握拳，屈腕，然后前臂旋前，此时肘外侧出现疼痛为阳性。有时疼痛可牵涉到前臂伸肌中上部。

四、治疗

临床上治疗网球肘多采取对症治疗，如限制活动，非甾体类止痛消炎药对症治疗，药物治疗无效，行长效类固醇激素局部封闭治疗，并加用物理治疗。

五、康复锻炼

第一种锻炼方法（图9-1）：

第一步　用患手垂直握住康乐棒下端，腕关节伸直；

第二步　用健康手的手心向外握住康乐棒上端；

第三步　用健康手的腕关节屈指，扭转康乐棒（此时患手腕关节受负荷）；

第四步　保持康乐棒扭转状态，向前伸直双手（此时患手手心向外）；

第五步　健康手握住康乐棒不动，然后控制患手慢慢地用力，使康乐棒恢复非扭曲状态（此时患手手心向内）。

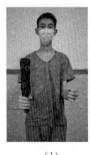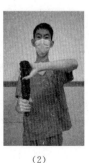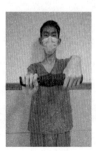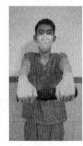

（1）　　　　　（2）　　　　　（3）　　　　　（4）　　　　　（5）

图9-1　网球肘锻炼方法一

第二种锻炼方法(图9-2):

第一步 用患手屈肘向上水平握住康乐棒;

第二步 健康手肘部抬起,手心向外握住康乐棒另一端;

第三步 用健康手扭转康乐棒,患手手腕尽量保持内翻(此时患手腕关节受负荷);

第四步 保持康乐棒扭转状态,向前伸直双手(此时患手手心向内);

第五步 健康手握住康乐棒不动,然后控制患手慢慢地用力,使康乐棒恢复非扭曲状态(此时患手手心向外)。

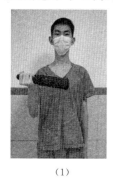 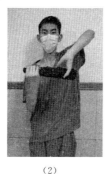 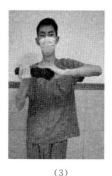 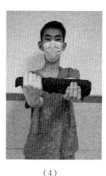 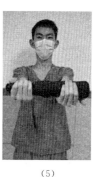

(1)　　　　　　(2)　　　　　　(3)　　　　　　(4)　　　　　　(5)

图9-2 网球肘锻炼方法二

第三种锻炼方法(图9-3):

第一步 双手分别握住康乐棒两端,伸直平放于前,手心向下;

第二步 双手用力向下弯曲康乐棒,使其完成倒U形;

第三步 双手手腕分别外翻,使康乐棒U形转向下方;

第四步 双手保持伸直,慢慢往下放,此时可明显感到双手肘肌肉群受负荷;

第五步 慢慢抬起双手,使康乐棒U形转回上方,然后使康乐棒恢复伸直状态。

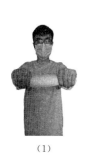 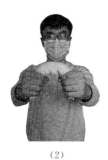 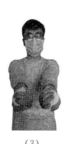 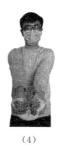 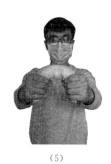

(1)　　　　　　(2)　　　　　　(3)　　　　　　(4)　　　　　　(5)

图9-3 网球肘锻炼方法三

注意事项:

(1)训练前后患手最好进行几分钟的冰敷,时间不需要长。

(2)训练时,动作要放慢,健肢的扭转动作要做到最大限度。

(3)每组重复动作10～15次,运动量随伤患程度酌情增减。

(4)建议循环使用几种锻炼方法,锻炼不同的肌肉群,以达到全面治疗的效果。

(5)训练过程中如出现刺痛感,请立即停止。休息一两日后再尝试训练,或咨询医生。

六、预防

长期频繁进行网球、乒乓球和高尔夫球等运动是导致网球肘的常见病因,为减少患处受损,应减少活动。

避免外伤和过度劳累。长期从事体力劳动者和不正确的手部发力会导致患处损伤加重,而外伤更不利于病灶康复。

第十章　腱鞘炎

腱鞘炎又称为狭窄性腱鞘炎,是指腱鞘因为机械性摩擦而引起的慢性无菌性炎症改变。手与腕部狭窄性腱鞘炎是最常见的腱鞘炎,好发于长期、快速、过度用力使用手指和腕关节的中老年妇女、轻工业工人和管弦乐器演奏家等。主要表现为手指、腕关节疼痛、活动受限。通常在初始治疗中使用保守治疗,包括调整手部活动、夹板固定和短期使用非甾体类抗炎药物。无改善患者,可以考虑注射糖皮质激素。

一、概念

指屈肌腱腱鞘炎又称为弹响指、扳机指,由于屈指肌腱与掌指关节处的屈指肌腱纤维鞘管反复摩擦,产生慢性无菌性炎症反应,局部出现渗出、水肿和纤维化,鞘管壁变厚,肌腱局部变粗,阻碍了肌腱在该处的滑动而引起临床症状(图 10-1)。

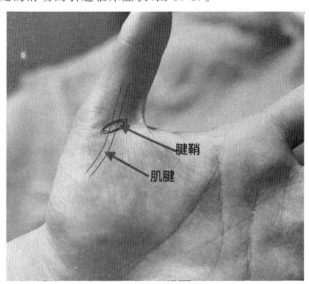

图 10-1　腱鞘结构

二、病因病机

当局部劳作过度,积劳伤筋,或受寒凉,气血凝滞,气血不能濡养经筋而发病。掌骨颈和掌指关节掌侧的浅沟与鞘状韧带组成骨性纤维管,屈指肌腱从该管内通过。手指活动频繁,使屈指肌腱与骨性纤维管反复摩擦、挤压,致骨性纤维管发生局部充血、水肿,继之纤维管变性,使管腔狭窄,屈指肌腱受压而发为本病。手指频繁的伸屈活动,使屈指肌腱与骨性纤维管反复摩擦、挤压。长期用力握持硬物挤压,局部充血、水肿,继之纤维管变形,使管腔狭窄,屈指肌腱在狭窄的管腔内受压而变细,两端膨大呈葫芦状。

三、临床表现

(1)手掌部疼痛,晨起或活动时加重。患指伸屈活动障碍。

(2)手掌面患指掌骨头处可摸到一结节状物,手指屈伸时可感到结节状物滑动,压痛明显。

（3）如已有狭窄，手指屈伸时有发生板机样动作或弹响。严重者手指交锁于屈曲位不能伸直或伸直位不能屈曲。

四、诊断要点

屈指肌腱腱鞘炎多发于拇指，少数患者为多个手指同时发病。患指屈伸功能障碍，清晨醒来时特别明显，活动后能减轻或消失。疼痛有时向腕部放射。掌指关节屈曲可有压痛，有时可触到增厚的腱鞘、状如豌豆大小的结节。当弯曲患指时，突然停留在半弯曲位，手指既不能伸直，又不能屈曲，像被突然"卡"住一样，酸痛难忍，用另一手协助扳动后，手指又能活动，产生像扳枪机样的动作及弹响，故也有"扳机指"或"弹响指"之称。

五、治疗

腱鞘炎属中医"伤筋"范畴，是因局部劳作过度，积劳伤筋，或受寒凉，致使气血凝滞，不能濡养经筋而发病。治疗应遵循活血化瘀、消肿止痛的原则，既要驱除寒湿致病外邪，又需疏通经络、调和气血，以使气血运行通畅，局部循环得以改善，受损组织得以修复，从而达到治愈目的。

1.膏药疗法

中医治疗以传统黑膏药敷贴，以吸收优势、作用优势、治疗优势三大治疗优势为动力，且传承中医外治理论，可直接外敷病灶，通络调气、驱邪、活血散瘀、舒筋、止痛，达到治愈腱鞘炎的功效。

2.透骨熏洗疗法

用桂枝、苏叶各 15 g，花椒、红花各 20 g，伸筋草、透骨草、桑枝各 30 g，水煎至 2 000～3 000 mL，倒入脸盆中，患部放在盆口上，上面覆盖毛由熏蒸浸洗，每次 30 分钟，每日 2 次，洗后保暖，注意休息。

3.手法、针灸、小针刀等疗法（图 10-2）

（1）小针刀治疗与针灸类似，效果与切开手术相同。

（2）小针刀治疗前要先检查血常规、凝血四项、感染系列。

（3）小针刀术后治疗部位 3 天内勿沾水。

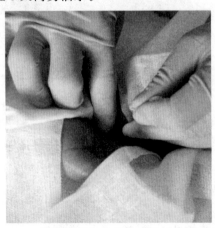

图 10-2　小针刀治疗

4.推拿疗法

用按摩手法在局部及远端穴进行点、按、推、揉、擦、弹拨、擦等法,医生用拇指重点揉按桡骨茎突部及其上下方,治疗 15 分钟。采用上法治疗,经过临床观察效果满意。

常用治疗穴位及部位如下。

(1)桡骨茎突部狭窄性腱鞘炎:曲池、手三里、列缺、合谷,及桡骨茎突部。

(2)屈指肌腱腱鞘炎:内关、外关、阿是穴。

(3)桡侧伸腕肌腱周围炎:手三里、外关、内关,及前臂伸侧桡面。

常用手法:擦法、按揉法、捻法、抹法、擦法等,及热敷法和关节被动运动法。

5.切开手术

在手部狭窄的部位作一个小切口(图 10-3),将肌腱暴露出来(图 10-4),再将狭窄的腱鞘切开,达到松解目的,可获得痊愈。

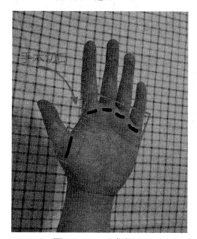
图 10-3　手术切口

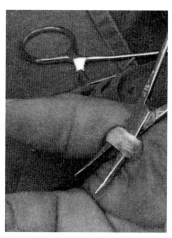
图 10-4　术中图像

六、调护

患者平时作手部动作要缓慢,避免劳累,少用凉水,以减少局部刺激。

(1)腱鞘炎经常发生在手部活动量较多的患者。

(2)在进行洗衣、做饭、编织毛衣、打扫卫生等家务劳动时,要注意手指、手腕的正确姿势,不要过度弯曲或后伸;提拿物品不要过重;手指、手腕用力不要过大。

(3)一旦发病,禁用凉水,防止手部受寒。

(4)中药外洗方法:首先将中药用 2 000 mL 凉水浸泡半小时,大火烧开,小火加热 10 分钟,先蒸汽熏,待水温合适的时候再洗,持续半小时,每日 3 次。

(5)不建议多次局部封闭治疗。

(6)推荐小针刀治疗。

七、预防

腱鞘炎经常发生在手部活动量较多的患者,如家务活较多的人士、家里刚添了宝宝的奶奶或年轻父母、工作性质为手部操作较多的人士等。所以这部分人员要尽量减少手部活动,特别是凉水的使用,手指、手腕不提重物。寒冷季节注意保暖,适宜活动手腕关节等。连续工作时间不宜过长,需要定时进行活动。冬天洗衣服使用温水。佩戴手指支具(图 10-5)。

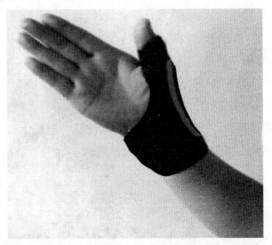

图 10-5　手指支具

(1)在进行洗衣、做饭、编织毛衣、打扫卫生等家务劳动时,要注意手指、手腕的正确姿势,不要过度弯曲或后伸;提拿物品不要过重;手指、手腕用力不要过大。

(2)连续工作时间不宜过长,工作结束后,要揉搓揉搓手指和手腕,再用热水泡泡手。

(3)一旦发病,一定少用凉水,平时也最好用温水,防止手部受寒。

(4)对于长期伏案办公人员来说,应采用正确的工作姿势,尽量让双手平衡、手腕能触及实物,不要悬空。

第十一章　腕管综合征的诊疗与康复

腕管综合征是最常见的周围神经卡压性疾患,也是手外科医生最常进行手术治疗的疾患。腕管综合征的病理基础是正中神经在腕部的腕管内受卡压。

一、病因

腕管综合征发生的原因,是腕管内压力增高导致正中神经受卡压。腕管,是一个由腕骨和屈肌支持带组成的骨纤维管道,正中神经和屈指肌腱由腕管内通过(屈拇长肌腱,4条屈指浅肌腱,4条屈指深肌腱)。这种解剖特点与腕管综合征患者切开手术时正中神经形态学表现相符。正中神经走行在屈肌支持带下方,紧贴屈肌支持带。在屈肌支持带远端,正中神经发出返支,支配拇短展肌、拇短屈肌浅头和拇对掌肌。其终支是指神经,支配拇指、示指、中指和环指桡侧半皮肤。

二、流行病学

腕管综合征是临床上最常见的周围神经卡压疾病,发病率非常高,有数据显示,国外一般人群中腕管综合征的发病率为1%～5%,而特殊人群则高达14.5%以上。

三、临床表现与诊断

腕管综合征典型临床表现为拇指、食指、中指及环指桡侧半麻木疼痛,常可伴患指烧灼痛、肿胀及紧张感(图11-1)。

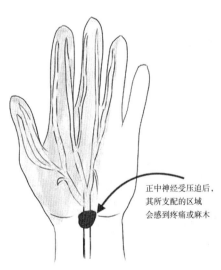

正中神经受压迫后,其所支配的区域会感到疼痛或麻木

图 11-1　正中神经受压

疾病早期症状可呈间歇性,后呈进行性加重,尤其以夜间或清晨为甚,故有部分患者有"麻醒"或"痛醒"史。

1.体格检查

较为常见的为桡侧三指半感觉减退,一般无手掌部感觉异常;重者或病程晚期可有运动障碍;大鱼际肌萎缩可导致手指抓握力减弱。腕关节屈曲症状加重。

笔者依据经验与数据,虽临床上部分患者可根据症状、体征确诊腕管综合征,但单纯依靠临床诊断可能导致较高的误诊及漏诊率。

2.电生理检查

目前公认的诊断腕管综合征的金标准仍是电生理检查。

3.超声检查

高频超声技术应用于腕管综合征的诊断于近些年得到极大关注,相较其他辅助诊断技术,超声的优势在于无创、省时以及对正中神经及其周边组织结构显示清晰。

4.磁共振检查

磁共振作为先进的影像学诊断技术,有极好的软组织分辨力,能很好地显示腕管内结构,对腕管综合征的临床及病因诊断、鉴别诊断有重要的参考价值。

5.腕管内压力测定

腕管内压力测定用于诊断腕管综合征的年代较早,现在已很少用。

四、治疗

包括保守治疗和手术治疗,手术治疗以切开松解为主。

(1)理疗＋针灸治疗。

(2)中药熏洗治疗。

(3)口服抗炎镇痛药或活血通络中药及甲钴胺治疗。

(4)封闭治疗。

(5)制动:支架固定腕关节于背伸位(图11-2)。

(6)手术治疗以切开松解为主

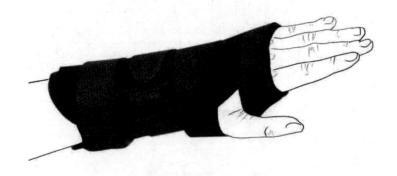

图 11-2　腕关节制动支具

五、康复训练

神经滑行练习(图11-3)。

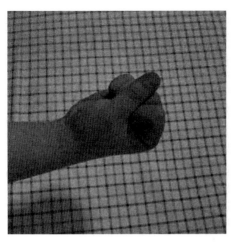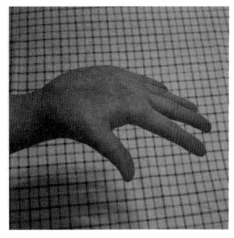

图 11-3　神经滑行练习

手腕处于中立位,伸指,然后轻握拳;伸指伸腕,手指并拢背伸状。

肌腱滑行练习(图 11-4)。

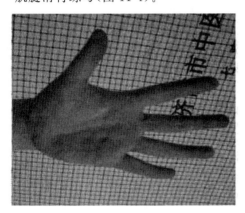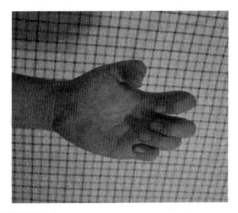

图 11-4　肌腱滑行练习

腕中立位手指伸直,然后手指弯曲成钩状,轻握拳。练习时以轻微的酸、胀、痛感为起效,每天练习 3 次,每次 3 遍,每个动作维持 5 秒。

肌力和肌耐力训练:握一个阻力始终的弹力环,用力握紧然后缓慢放开。每组 10 次,一天 3～4 组,在后期能力允许的范围内,可以使用适当大小阻力的握力器来练习手部的肌力和肌耐力。每次坚持 30 秒,一天 3～5 次,如果没有握力器的话,也可以用橡胶球或者网球来代替。

六、预防

患者应避免手部重复同样的动作。尽量不要打麻将、打毛衣、久骑自行车,洗衣物时不要用力拧,选择轻巧型的炊具等。若工作性质是手腕活动为主的患者,应重视手部休息,每工作半小时休息几分钟,不提倡连续工作。应该让双手得到放松,学会适当的休息。在工作中应注意正确地使用鼠标,保持手腕在工作中处于正常的生物力学状态。

第十二章　腰椎间盘突出症

腰椎间盘突出症是指因腰椎间盘变性、纤维环破裂、髓核突出而刺激或压迫神经根、马尾神经甚至椎管狭窄所表现出的一种综合病症，也是日常生活中腰腿痛常见的原因之一（图 12-1）。

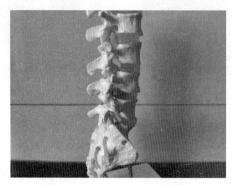

图 12-1　腰椎间盘突出示意图

一、病因

腰椎间盘突出症的发生主要和椎间盘退变、损伤、妊娠、遗传、发育异常等因素密切相关，而腰部外伤、受凉（图 12-2）、姿势不当（图 12-3，图 12-4）也是引起腰椎间盘突出症的常见原因。

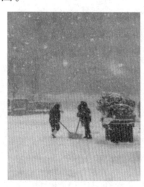 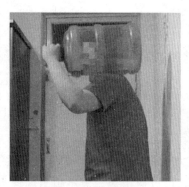 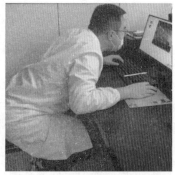

图 12-2　寒冷天气　　　　图 12-3　扛重物　　　　图 12-4　坐姿不当

二、流行病学

腰椎间盘突出症是最常见的腰痛原因，在统计为腰腿痛的患者中，腰椎间盘突出症占 18.6％。患病的年龄多在 20～50 岁，约占 80％，20 岁以下的发病率仅有 6％。

三、临床表现

腰痛是腰椎间盘突出症最先出现的症状，主要发生在下腰背部或腰骶部。腰椎间盘突出症绝大多数患者发生在腰 4—腰 5 及腰 5—骶 1 间隙，故容易引起坐骨神经痛，因活动或腹压增加，突然出现自腰部向下肢触电般的放射痛。压迫刺激本体感觉和触觉纤维还会引发局部麻木甚至相应神经支配区的肌力下降。压迫马尾神经还会出现大小便障碍,鞍区感觉异常,多表现为急性尿潴留和排便不能自控。

四、治疗

腰椎间盘突出症的治疗方法有保守治疗和手术治疗,患者在不同的病理阶段和临床表现以及身体状况和心理状态不同时,选择的治疗方法也不同,具体要根据当时的指征来综合评判。临床上大约85%的患者可通过保守治疗消除症状。

1.保守治疗

包括药物、针灸、针刀、牵引、推拿、理疗(图12-5～图12-7)。

笔者所在医院自制制剂"颈肩腰痛丸",根据腰痛发展阶段及体质辨证制定的"腰痛"系列协定处方、传承多年的梁氏膏药效果显著。

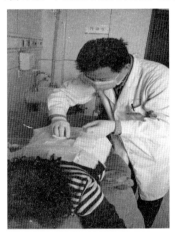
图 12-5　针刀治疗

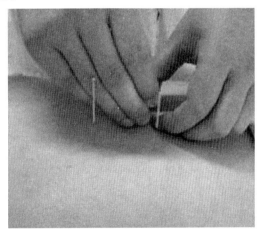
图 12-6　针灸

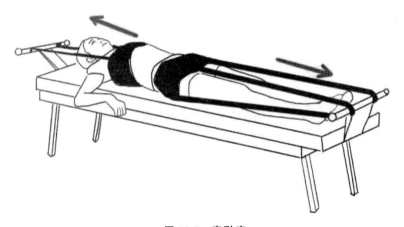
图 12-7　牵引床

2.手术治疗

(1)手术适应证:腰腿痛症状严重,反复发作,经6周非手术治疗无效,且病情逐渐加重,影响工作和生活者。中央型突出有马尾神经综合征、括约肌功能障碍者,应按急诊进行手术。

(2)手术分类:包括微创手术、常规开放手术。

五、康复锻炼

可进行五点支撑和小燕飞锻炼(图 12-8,图 12-9)。

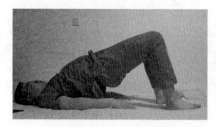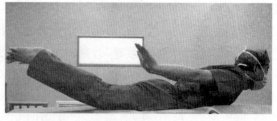

图 12-8　五点支撑　　　　　　　　图 12-9　小燕飞

六、日常注意活动姿势

见图 12-10～图 12-15。

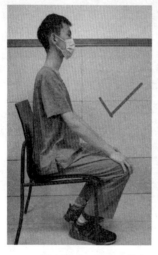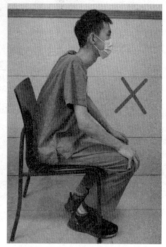

图 12-10　正确坐姿　　　图 12-11　错误坐姿

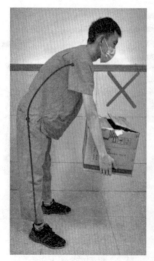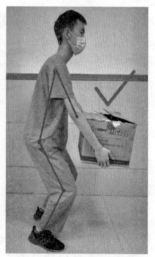

图 12-12　错误搬重物姿势　图 12-13　正确搬重物姿势

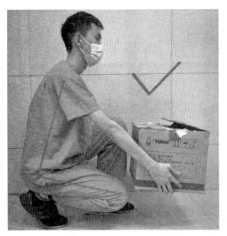

图 12-14　正确搬重物姿势

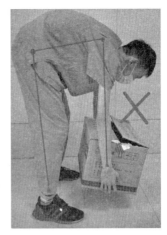

图 12-15　错误搬重物姿势

七、预防

通过保暖、避免外伤及积极的康复锻炼,多数患者可以消除临床症状,或者减少复发的频率。经过严格筛选的腰椎间盘突出症患者经过手术治疗以后,绝大多数效果都很满意,疼痛立即解除,感觉很快好转,肌力逐渐恢复。但少数患者仍会残留部分症状、体征。

第十三章　膝关节骨性关节炎

膝关节骨性关节炎（OAK）是指原发于膝关节的退行性变，是中老年人常见、多发和较难治的一种慢性进行性骨关节病。随着年龄的增长和全社会人口老龄化进程加剧，OAK 的发病率明显增高，严重危害中老年人的健康（图 13-1，图 13-2）。

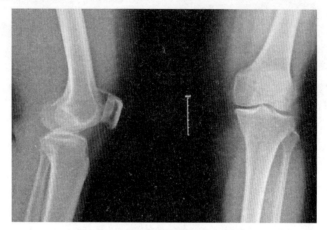

图 13-1　中度骨性关节炎 X 线片

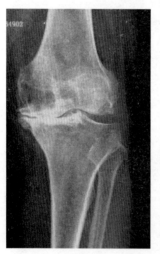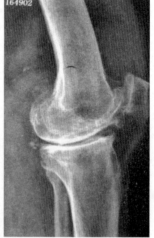

图 13-2　重度骨性关节炎 X 线片

一、流行病学

据有关资料统计，在美国 50 岁以上的人口中，OAK 发病率仅次于缺血性心脏病而居第二位，一年因此而丧失劳动力的损失达几十亿美元。在我国 50 岁以上的人口中，OAK 的发病率为 9.56%，60 岁以上的人口中，OAK 的发病率高达 78.5%，以膝关节疼痛、僵硬及活动受限为主要表现。

二、临床表现

临床上以膝关节疼痛、晨僵、活动受限等为特征,晚期有一定的致残率;发病前大多数有休息痛、肿胀;关节活动范围减小,局部有压痛;蹲起行走困难;年龄大于或等于40岁;膝检查示骨性肥大,X线示关节边缘骨赘。

X线分度:分为五度。

(1)0级:未见关节异常。

(2)Ⅰ级:可疑关节内骨赘、关节间隙正常。

(3)Ⅱ级:肯定关节内骨赘,可疑关节间隙狭窄。

(4)Ⅲ级:少量关节内骨赘、硬化,肯定关节间隙狭窄。

(5)Ⅳ级:关节内多发骨赘、硬化、囊性变,关节间隙严重狭窄或消失。

中医主症:关节疼痛,胫软膝酸。次症:活动不利,运作牵强,骨节肥大,舌质偏红,苔薄或薄白,脉滑或弦。

三、治疗

(一)保守治疗

1.中医中药治疗

我国传统的中医学的一个重要特点是"辨证论治",即针对不同的人、疾病之差异,采取不同的治疗方法、方药、针灸,这也是现在倡导的膝骨性关节炎"个体化治疗"的中医理论基础,辨证论治是个体化治疗典型、有效的方式。

药物组成基本方:乌药12 g,人参8 g,槟榔12 g,甘草6 g,木香8 g,半夏12 g,三七3 g,白及6 g,柴胡12g加减,根据不同的证型调整组方。①调节情志、活血化瘀为主,药物组成基本方:甘草6 g,防风8 g,柴胡15 g,升麻12 g,生地黄15 g,知母15 g,红花12 g。②肝肾亏虚为主,药物组成基本方:黄芪30 g,熟地20 g,山药15 g,山萸肉12 g,泽泻15 g,茯苓18 g,丹皮12 g,甘草6 g,瓜蒌12个,桃仁12 g等。

针灸推拿治疗:针灸治疗本病常规取穴以膝关节周围穴位为主,有血海、梁丘、膝眼、足三里、委中、阴陵泉、阳陵泉等。推拿能够疏通经络,温经散寒,松解粘连,恢复肌肉、肌腱弹性,促进软组织修复,矫正关节畸形,促进静脉和淋巴回流,减轻关节内压力及骨内压,促进炎症介质的吸收,有利于关节软骨机质的合成,加快损伤的良性修复。施法部位大多集中于膝部,具体手法可存在不同,有抚膝拿骨法,推膝揉骨法,点穴揉骨法。按摇膝眼法治疗OAK,遵循"通则不痛,不通则痛"的辨证施治原则,先予循经点穴,疏通经络使气血通畅,再施以局部按摩、按摇膝眼等手法使局部粘连得以松解,恢复关节的正常活动。

2.西医治疗

西医理论认为正常的关节软骨由软骨基质和软骨细胞构成,软骨基质使软骨具有一定的外形和弹性以抵抗外力作用;而软骨细胞既负责清除坏死退变的基质,又不断合成新的基质,保持关节软骨合成和降解的平衡,维持其正常功能。而关节内微环境包括生物力学及营养代谢等因素的改变都可引起关节软骨的退变。对于被动运动和手法防治关节损伤较早即有认识,早期持续被动运动确实可以促进软骨的再生和修复,认为关节的反复屈伸运动可刺激软骨组织中未分化的间质细胞向软骨细胞转化,加快软骨组织的修复。有专家通过实验从扫描电镜的观察中,客观证实手法能减轻兔膝关节炎关节软骨的退变,为手法治疗 OAK 又提供了事实依据。西药治疗在膝关节骨性关节炎的治疗中占有重要的地位。给药途径有口服、外用和关节腔内注射(图 13-3)或灌洗。

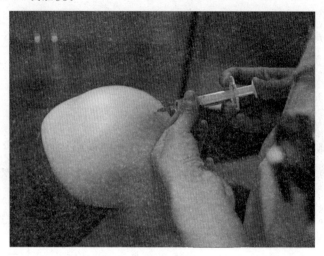

图 13-3　关节腔注射治疗

(二)手术治疗

1.隐神经射频消融治疗

(1)适应证。

1)长期慢性疼痛有固定位置或区域存在,经保守治疗无效。

2)该局部区域有较单一的神经支配,术中容易准确定位而损伤较小,神经阻滞确诊有效。

3)男性年龄 60 岁以上,女性年龄 55 岁以上。

(2)原理:膝周的神经受压或紧张牵拉引起疼痛,射频热凝可对疼痛进行有效的治疗,通过选择性阻断局部长期慢性疼痛处的传入神经,阻断疼痛反射弧而止痛。本治疗的解剖基础:皮神经在膝关节走行于第 1、第 2 筋膜之间,分为股外侧皮神经(大部分为隐神经分支)、股外侧皮神经,股中间皮神经,股内侧皮神经又分隐神经髌支、隐神经髌下支,而且多为血管神经伴行(图 13-4)。

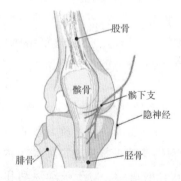

图 13-4　膝关节解剖图解

（3)理论依据:局部去神经化术是通过选择性切断局部长期慢性疼痛处的传入神经阻断疼

痛反射弧而止痛。其适应证必须满足两个条件:①长期慢性疼痛有固定位置或区域存在,经保守治疗无效。②该局部区域有较单一的神经支配,术中容易准确定位而损伤较小,术前神经阻滞确诊有效。隐神经膝关节支、腓总神经膝关节支和股内侧肌支膝关节支等神经支粗约1 mm,位置表浅且固定,具有较大的可操作性。

患者膝关节疼痛部位内 B 超引导下见到搏动血管,根据神经与血管伴行的原理,选择射频热凝的感觉神经。

(4)治疗方法:签署知情同意书后,患者仰卧位,患侧膝关节轻微屈曲,膝下垫薄枕。痛区标记。采用高频线阵探头,频率5~12 MH,B 超下找到痛区内血管并标记。常规消毒铺巾,探头覆满耦合剂后外套无菌套。AAS(2%利多卡因 5 mL,生理盐水 10 mL,得宝松 1 mL)标记点注射。超声实时引导下将 22G,50 mm,工作端 5 mm 的射频热凝针平面内进针穿刺至相应神经血管部位(图 13-5),调整针尖位置,高频测感觉(100Hz,0.5 V 以内诱发出膝关节疼痛部位异感),低频测运动(2Hz,1.0 未诱发肌肉抽动),射频模式 60℃,60 秒。每个痛区根据范围大小做 3~7 个点。

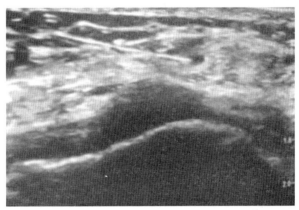

图 13-5　超声引导下穿刺

2.膝关节镜治疗(图 13-6)

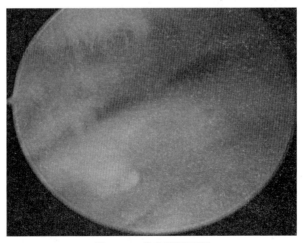

图 13-6　关节镜镜下观

膝关节镜微创技术是21世纪外科发展的重要里程碑,近10年取得飞速发展。

适应证:各种膝关节损伤包括半月板损伤、前后交叉韧带损伤等,关节游离体取出,以及各种慢性关节疼痛的诊断与治疗。

关节镜微创技术的优点是手术创伤小,只需要米粒长切口,即可以完成手术,术后疼痛轻,康复快;可以直观观察病灶,明确诊断同时对多种关节疾病同时治疗;手术时间短,住院时间短;并发症和后遗症少。国内关节镜微创技术经过近年的快速发展,目前已达到国际水平。

3.截骨矫形保膝

截骨治疗膝关节骨关节炎历史悠久,技术成熟,随着内固定器材的发展及人们生活水平及意识形态的提高,近几年该术式日益受到骨科医生的追捧。它可以及早干预膝关节炎的发展,可以降低置换术的比例,对于合适的患者效果非常确切,是膝关节炎阶梯治疗、保膝治疗很重要的一步。胫骨高位截骨术(HTO)是通过胫骨高位截骨,矫正力线,适用于合并内翻的膝关节骨关节炎,可延缓关节炎进展,允许早期下地,康复快速,保留了膝关节的正常活动功能。内翻畸形即为"O"型腿,外翻畸形即为"X"型腿,在膝关节骨性关节炎的患者中内翻畸形导致的内侧间室单独受累者约占25%,而外侧间室受累者仅占5%。

(1)适应证。

1)相对年轻、活跃、有正常运动需求的患者(不超过65岁)。

2)伴有胫骨内翻畸形>5°的患者。

3)前内侧骨关节炎患者(0~Ⅳ,但未达到软骨下骨磨损破坏的程度)。

(2)手术方法:于胫骨高位内侧打开一骨缝,逐渐撑开,把下肢力线适当转移到外侧间室(没有明显骨关节炎的一侧),并使用钢板螺钉固定稳妥即可。

(3)效果和预后:HTO可有效缓解膝关节内侧间室受力,大大减轻内侧间室骨关节炎带来的疼痛等不适,并最大程度保留膝关节的运动功能,甚至恢复某些患者重体力劳动的能力,延长患者膝关节的自然寿命,最终延缓或避免行膝关节置换手术。

当然,手术也存在一定的风险,如截骨端不愈合、断钉、力线丢失偏移、感染等,但随着医疗手术技术的改进,高强度专用内固定的使用,以及选择合适的患者,以上风险已经很少出现。

因此,HTO作为治疗膝关节骨性关节炎的保膝疗法之一,对于合适的患者具有很确定的疗效、较少的并发症,得到更多骨科医师及患者的青睐(图13-7~图13-12)。

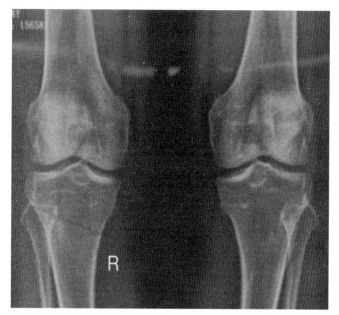

图 13-7 术前 X 片

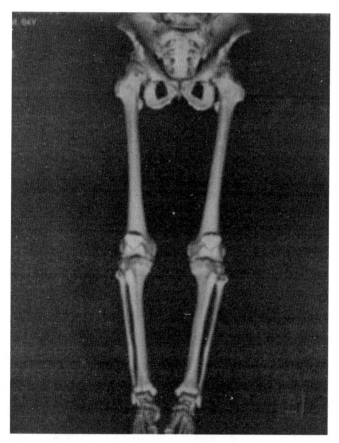

图 13-8 下肢全长片

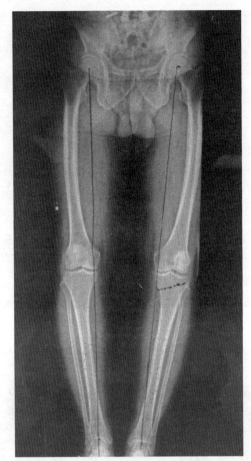

图 13-9　力线测量

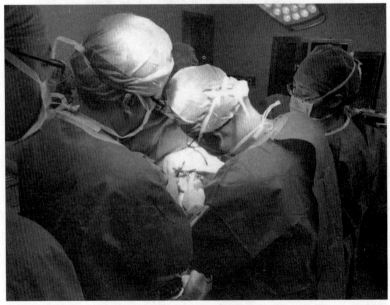

图 13-10　手术掠影

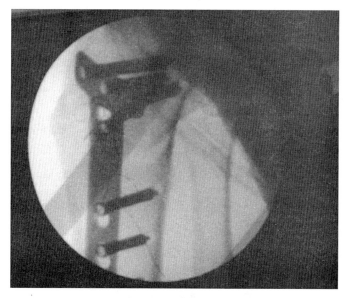

图 13-11　术中 X 片

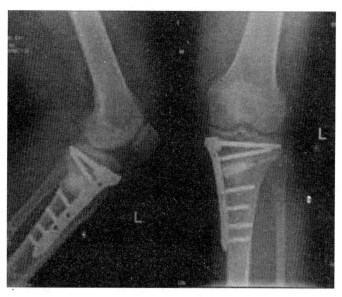

图 13-12　术后 X 片

4.半髁及全髁置换术

通过手术去除病变的软骨,包括股骨软骨以及胫骨平台的软骨。去除软骨之后通过人工材料替代正常的膝关节软骨,软骨替代之后会在股骨和胫骨的关节假体表之间,通过高耐磨衬垫模拟半月板的功能维持膝关节正常的伸屈活动。但除了整个表面置换之外,现在还有微创半关节置换,常见单髁置换,这种单髁置换适合于膝关节内侧疼痛或者外侧疼痛的患者,通过手术只去除内侧或者外侧的关节软骨。

适应证:

(1)年龄＞65 岁。

（2）多间室骨关节炎。

（3）疼痛明显（无法保证术后疼痛完全缓解）。

（4）最好已经有活动受限（术后往往会有屈曲受限）。

（5）病变越严重术后满意度越好。

（6）患者对术后关节功能和活动度期望值不高（图13-13，图13-14）。

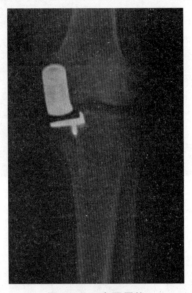

图13-13　半髁置换

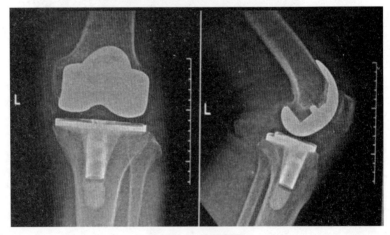

图13-14　全髁置换

四、预防及锻炼

膝关节骨性关节炎困扰着越来越多的中老年患者，预防措施比治疗显得更为重要。首先，应减少骨性关节炎的发病因素。

（1）减轻体重。俗话说，"有钱难买老来瘦"。膝关节是人体的主要承重关节，生活水平的提高，中老年人的体重也随之增加，超重无疑会增加关节的负荷，从而增加骨性关节炎的发病率，加重其症状。

（2）减轻关节的创伤，关节反复多次的微小创伤都可能导致关节软骨不同程度的损伤，从而增加其患骨性关节炎的概率。

（3）"生命在于运动"，患有骨性关节炎的患者体育锻炼尤为重要。但是，针对个人具体情况要科学选择，不能盲目进行锻炼。不恰当的锻炼反而会使病情进一步恶化，甚至有的患者会发生心脑血管意外、骨折等。中老年患者不宜选择长跑、爬山、爬梯、打羽毛球等剧烈运动，爬梯时关节承受的压力是自身重量的 3 倍左右，长期承受如此大的压力，很容易患关节炎。此外，锻炼时应选择合适舒服的鞋，宜穿宽松、底软的鞋，后跟比前足高约 2 cm，不宜进行长跑锻炼。

（4）关节活动度的训练，增加关节活动度的方法有步行，游泳，骑自行车等。在这些锻炼中主动屈伸关节至最大范围。也可每日行关节屈伸，夹挤锻炼（图 13-15），直腿下压膝盖（图 13-17），直腿抬高锻炼（图 13-16），每日 3 次左右，量力而行，不可急功近利。

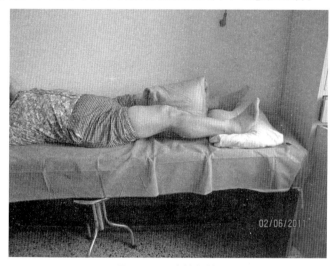

图 13-15　夹挤锻炼

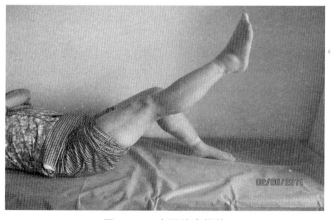

图 13-16　直腿抬高锻炼

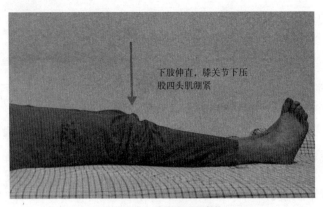

下肢伸直，膝关节下压
股四头肌绷紧

图 13-17　直腿下压膝盖

大腿肌肉绷紧下压(下肢伸直,大腿肌肉绷紧,坚持 5～10 秒,放松,连续做 3～5 次,休息一会儿,可尽量多做,每小时做几次)

第十四章　髌骨软化症

髌骨软化症属于膝关节(图 14-1)常见病,近年来因膝关节疼痛前来就诊的患者中除了老年人,年轻人也有增多趋势,而其中有一部分年轻患者的症状表现为上下台阶时膝关节出现疼痛,或者走路时突然"打软腿儿",严重的蹲起困难。这时候,就要当心他是不是患上了髌骨软化症。

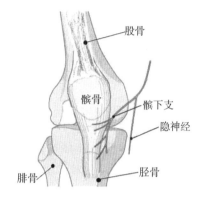

图 14-1　膝关节解剖图解

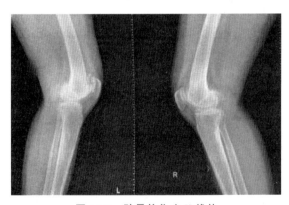

图 14-2　髌骨软化症 X 线片

从字面上看,是不是髌骨变软了,缺钙了?其实根本不是这么回事。髌骨软化症并不是指髌骨变软或者缺钙,而是指髌骨的软骨受损后发生了软化、退化甚至缺失,进而出现膝关节运动性疼痛的一种病症,其医学全称是髌骨软骨软化症。本病之所以好发于青壮年,就是因为青壮年活动量大,过度的膝关节负重和不健康的运动习惯就会导致髌软骨发生磨损,出现软骨水肿、软化,甚至软骨碎裂、脱落(图 14-2),引起膝关节疼痛和功能异常。我们都知道,软骨损伤是不能复原的,即使得到修复,再生软骨也大多是纤维软骨,达不到原生软骨的光滑和弹性,自然也就达不到其应有的润滑和缓冲功能。所以说,青壮年时期发生的髌骨软骨损伤,如果得不到及时的纠正和康复治疗,势必给膝关节的生理功能埋下健康隐患,增加退变性骨关节炎的发生概率。

一、病因病机

截至目前,医学界尚无一种学说能全面解释髌骨软化症的原因及发病机制,目前认为主要有以下 3 个方面的原因。

(一)创伤学说

髌骨软化症多见于青壮年,常见原因有增加膝关节负重的活动,如上下楼梯过多、爬山、久蹲、初学健身等,还有膝关节过度扭转、髌骨直接撞击等。例如当摔倒后膝盖触地时,或膝盖直接被硬物撞击时,或股四头肌过度收缩时,外力都会直接作用于髌骨,再传导至髌骨下软骨,髌软骨面和股骨软骨面发生挤压,当力量超过髌软骨的最大承受范围时,软骨面就会发生变形,甚至出现裂隙损伤,当损伤的程度超过软骨自我修复的能力时,就会导致软骨不可逆的损伤。虽然创伤导致的疼痛不久就会减轻甚至消失,但受损的髌软骨已经改变形态或者不再光滑,也就无法均匀地传递和分散应力。随着运动的累积,髌软骨也发生进行性损害,到了一定程度后,疼痛症状随之产生,而且越来越明显。

(二)髌骨不稳学说

先天发育或后天原因引起的高位或低位髌骨、髌骨(半)脱位、髌骨内侧支持带松弛、髌骨外侧支持带挛缩、股四头肌萎缩等异常,导致髌骨外移或髌股关节不稳定,运动时发生使髌软骨面应力不均,承力过大的软骨面就容易发生退化和损伤。

(三)软骨营养障碍学说

髌软骨内基本没有血管和神经,只能靠关节腔里的少量滑液濡养,各种原因导致关节腔滑液的成分和理化功能异常,如果影响到软骨供养,就会导致其自我修复能力下降,进而发生髌软骨的软化和退变(图 14-3)。另外轻微的软骨损伤,疼痛也不明显,常常误以为是软组织劳损而忽略,导致有些软骨损害行为没有被早期发现。持久的慢性运动损伤也会导致软骨不可逆的损害。

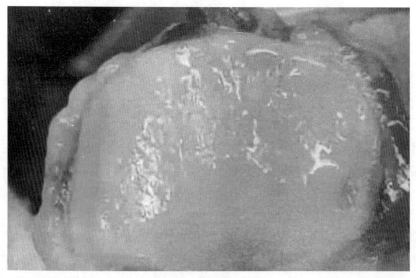

图 14-3　退变的髌骨

二、流行病学

髌骨软化症虽然和退变性膝关节炎症状相似,都是膝关节部位疼痛,但后者多见于老年人,而本病好发于青壮年,尤其是体育运动爱好者,大多有既往膝关节外伤史,或慢性运动损伤史。另外,本病女性发病率高于男性,一般认为与女性髌骨解剖结构和男性略有不同有关。

三、临床表现

髌骨软化症的症状以膝关节前方疼痛最为明显,在上下楼、爬坡、下蹲及久坐后容易引起疼痛,剧烈运动后加重,可伴有膝关节肿胀,有的走路时会出现膝关节"打软腿儿"的现象,严重的还会出现膝关节突然被"卡住"不能活动的情况。

如果按压髌骨并向各方向推动髌骨,出现疼痛感、摩擦感,或者是将髌骨推向一边,按压髌骨边缘的软骨面出现疼痛,就说明可能是髌骨软化症(图14-4)。

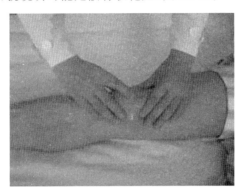

图 14-4　髌骨检查

自我检查法:单腿站立,然后缓慢下蹲,如果出现疼痛、腿软,蹲下后单腿不能站立,就可能患上了髌骨软化症。需要注意的是,自我检查时身边需有他人陪同保护,防止摔倒(图14-5)。

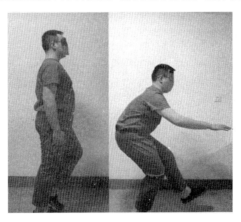

图 14-5　自我检查法

如果发现自己有上述症状怀疑有髌骨软化时,建议您去医院骨科就诊,医生查体后,一般会建议拍个髌骨部位的 X 片(图14-6),进一步确诊和明确病情的轻重,再指导下一步的治疗。

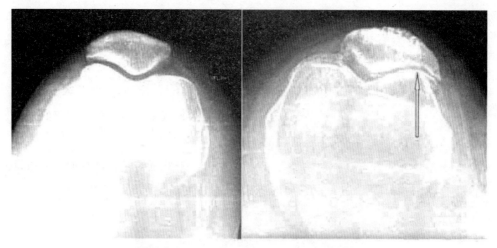

(1)髌骨轴位片　　　　　　　(2)髌骨半脱位片

图 14-6　髌骨切线 X 线片

四、治疗

1.保守治疗

(1)休息:总的原则是避免膝关节过度活动或负重。除日常生活必需外,首先停止一切引起或加重膝关节疼痛的活动,例如下跪、下蹲、剧烈跑跳、上下台阶、爬山、骑车等。

(2)药物治疗:对于疼痛明显患者,可口服非甾体类消炎止痛药,如布洛芬等。另一类是软骨营养类药物,如硫酸氨基葡萄糖等。急性期疼痛比较严重的,可以局部注射消炎镇痛药物,也就是我们常说的封闭治疗(图 14-7)。促进软骨修复方面,可以于膝关节腔内注射玻璃酸钠类药物。髌骨软化症属于中医学"骨痹病"的范畴,通过临床辨证分析一般分为气滞血瘀型和肝肾亏虚型,可以根据不同的分型选用中药辨证治疗,不管是内服或者外用,都有很好的疗效。

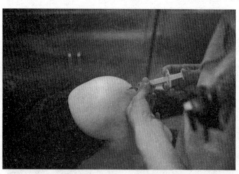

图 14-7　封闭治疗

(3)理疗:髌骨软化症可选择的理疗方法有很多,例如常用的有体外冲击波(图 14-8)、光疗、针灸电针、蜡疗、中频电疗、超短波等。需要注意的是,每个患者的治疗方案都是根据不同的病情针对性选择的,例如热疗对有些患者有效,而另一些患者采用热疗后病情反而加重,因此,在这里并不建议您自行采取居家理疗,而应先前往医院咨询骨科医生后再制定治疗方案。

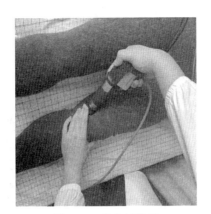

图 14-8　冲击波治疗

2.手术治疗

对于保守治疗 6 个月没有效果且严重影响生活质量的患者,或者存在先天或后天结构异常的患者,可选择手术治疗。手术方法如髌骨软骨切削术、髌骨成形术、髌骨切除术等,这里不多赘述。

五、康复锻炼

一般来说,软骨软化症康复锻炼的重点是加强腿部和臀部的肌肉力量,而同时不增加髌软骨关节面的压力,其中肌肉训练又以股四头肌最为重要。主要方法简单介绍如下。

1.背靠墙微蹲

如图 14-9 所示。

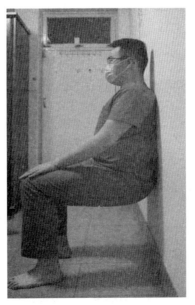

图 14-9　背靠墙微蹲锻炼

2.坐位伸小腿

如图 14-10 所示。

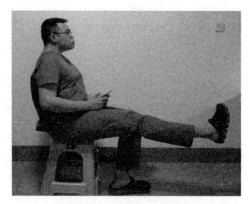

图 14-10　坐位伸小腿锻炼

3.仰卧直抬腿

如图 14-11 所示。

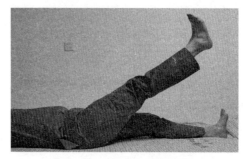

图 14-11　仰卧直抬腿锻炼

4.臀桥

如图 14-12 所示。

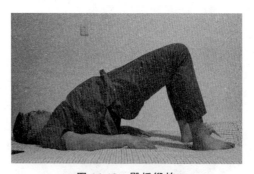

图 14-12　臀桥锻炼

六、预防

预防髌骨软化症的发生,首先要减少对髌软骨关节面过度或频繁的压力,避免久蹲、久跪、膝关节猛烈运动和过度负重。其次,要注意软骨的营养和修复,适度运动和补充营养软骨药物有利于关节稳定性增强和促进软骨的自我修复。

最后,需要再次提醒您的是,如果出现前面所说到的症状和不适,经过休息持续 1 周以上仍然不能缓解,一定要及时前往医院就诊,以免错过最佳治疗时间。

第十五章　足底筋膜炎

足底筋膜炎医学上又称"跖筋膜炎"，也就是常说的"跟痛症"里最常见的原因之一，多见于中老年人、行走过多的人，最常见的表现就是脚落地时脚底产生的疼痛。

其实足底筋膜炎并不单纯是一种炎症，而是足底筋膜过度牵拉，反复地细微撕裂引起的劳损和退化表现。足底筋膜是脚底皮肤下面的一层厚实的软组织，起于跟骨，沿着脚底自后向前延伸至五个脚趾。如果说脚下的骨骼排列起来像一张开口朝下的长弓，那足底筋膜就是这张弓的弓弦，每当我们行走一步，这根弓弦就会被拉伸，它可以起到缓冲和减震的效果（图 15-1）。

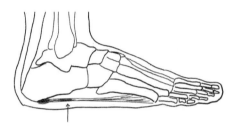

图 15-1　足底筋膜解剖示意图

随着年龄增长，足底筋膜也会退变，弹性和抗拉能力随之降低，拉伸时就会出现微小的撕裂。轻度的撕裂会在休息时自我修复，而如果负重过多，足底筋膜被拉伸的力量过大或者频率过快，就会出现来不及修复的撕裂。时间一长，累积的撕裂就会引发炎症反应，表现为落地时脚底刺痛感，这时就发生了我们所说的足底筋膜炎。那么得了足底筋膜炎会有什么严重后果呢？

足底筋膜炎一开始症状较轻，身体还会本能地调整姿势避免压迫炎症部位，从而减轻疼痛，这是它隐匿性的特点。如果不得到及时指导和治疗，疼痛虽然暂时减轻，但下肢肌肉和骨骼却长期受力不均，后期容易诱发跟骨骨刺增生、踝关节痛、膝关节痛甚至髋关节痛等并发症，严重影响患者日常生活质量，治疗难度也会加大。

一、病因病机

足底筋膜炎发病原因及机制尚未完全研究透彻，一般认为是运动引起的慢性损伤，其发病可能与久站、久行、跑步、登山、创伤、超负荷运动、体重过大、退行性变、小腿肌肉紧张、足底畸形（高足弓、扁平足等）及穿鞋等因素有关。

足底筋膜炎的疼痛通常由跟骨内侧结节足底筋膜起源处的胶原变性引起。这种变性类似于缺血性慢性坏死，其特征在于胶原连续性的丧失，结缔组织基质和血管的增加，通常在肌腱炎的急性炎症中可见纤维母细胞而不是炎症细胞。退化的原因是足底筋膜承受能力超过了其生理限度的作用力，长期反复超负荷重复微撕裂并且超出自我修复能力，诱发炎症疼痛，形成退变、纤维化改变。

二、流行病学

足底筋膜炎多见于 40～60 岁的人,各类人群都有发病,多见于长期站立的人、运动员、健步者、糖尿病患者和老年人。据统计,全世界有 10% 的人被"足跟痛"所困扰,而"足底筋膜炎"是引起足跟痛最常见的原因。足底筋膜炎多是单脚发病,除了足跟疼痛外,另有 10% 的患者感到足弓或前足疼痛(图 15-2)。

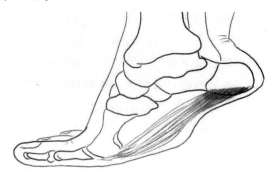

图 15-2　足跟痛

三、临床表现和鉴别诊断

多数患者晨起下床时,脚后跟落地疼痛最为明显,活动后疼痛有所缓解,但是在长距离活动后,疼痛又会加重。但注意,并不是所有患者都有这样的表现,有的患者表现为夜间脚后跟部疼痛明显。疼痛部位以脚后跟内侧最多,也有患者疼痛在足底中部或前部。按压疼痛部位会有明显的压痛,且疼痛较为剧烈。

当把脚趾被动上翘靠近小腿前侧,达到脚心紧绷状态时,会加剧疼痛(图 15-3)。

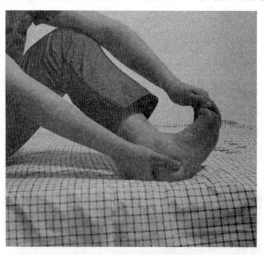

图 15-3　足底筋膜炎检查

足底筋膜炎虽然属于跟痛症的一种,但跟痛症又不仅局限于足底筋膜炎这一种疾病。例如与足底筋膜炎症状相似的常见疾病还有足底神经卡压、足底骨骼病变、跟骨骨突炎(图 15-4)、足痛风、跟骨骨折、足底挫伤、骨质疏松、跟骨滑囊炎、足底筋膜断裂、骨肿瘤、骨结核等,这些疾病都会有足底疼痛的表现。因此,只要出现异常、反复或长久不缓解的足底疼痛症状,一定要先去医院就诊,通过专业的骨科医生来逐一鉴别,才能进一步治疗。

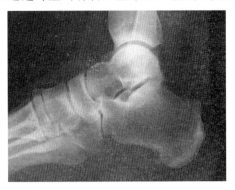

图 15-4　跟骨骨突炎

四、治疗

(一)保守治疗

1.休息

足底筋膜炎也可以说是一种自限性疾病,最好的治疗方法就是休息。及时适当地休息,减少脚的负重,避免久站、久行、过度跑步和弹跳等,一般都能痊愈。然而足底筋膜炎又有隐匿性的特点,疾病初起时患者常常不以为然,并没有及时休息,而通过机体代偿,等到失代偿症状加重,患者前往医院就诊时,病程大多已经持续半年以上了。这时仅通过单纯的休息,是难以达到满意效果的。

2.拉伸锻炼

拉伸足底筋膜,防止筋膜短缩,改善循环,可以有效缓解脚底疼痛。具体几个方法例举如下。

(1)徒手拉脚趾:每天睡前,用手抓住脚趾,往脚背方向牵拉,即让脚趾靠近小腿的前侧,牵拉至脚心的筋膜处于紧绷的程度,维持 15~30 秒再放松 10 秒,算为一组,一次做 3 组(图 15-5)。

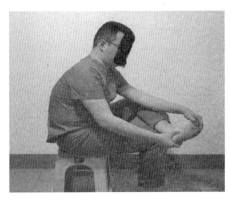

图 15-5　徒手拉脚趾

(2)扶墙绷小腿:不拘时候,双手扶墙,前后弓步腿姿势,把痛的脚放在后面,下压后腿,让小腿肚紧绷维持 30 秒后休息 10 秒,算为一组,一次做 10 组,每天做 2 次(图 15-6)。

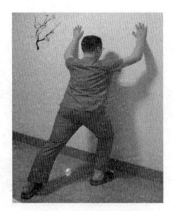

图 15-6　扶墙绷小腿

（3）弹带拉脚心：将弹力带套在脚心，双手抓弹力带向身体方向牵拉，脚心下压弹力带以对抗，维持 30 秒再放松 10 秒，算为一组，一次做 10 组，每天做 2 次（图 15-7）。

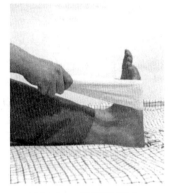

图 15-7　弹带拉脚心

（4）网球顶足底：将脚心踩住网球，保持适当力量下压，以足底舒适为度，前后移动脚，让网球在足底来回滚动，持续 2 分钟算为一组，双脚交替做，一次做两组，每天做 2 次（图 15-8）。

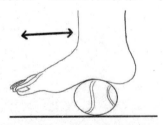

图 15-8　网球顶足底

3.手法按摩

足底筋膜炎属中医学"伤筋病"范畴，多由气滞血瘀、肝肾亏虚、寒凝血瘀等引起，不通则痛为其发病特点。因此可以用按法、揉法、点压法、推法等手法作用于足底筋膜及周围软组织，通过刺激经筋、穴位，疏通脉络经气，调畅气血津液，从而达到舒筋通络、行气活血、除痹止痛的功效。方法例举：先用点压法疏通足部穴位，然后以"一指禅"点揉法松解阿是穴痛点，再以擦法、推法、捋法等自足底筋膜跟骨起点处至足趾止点方向行手法按摩。

4.体外冲击波

临床显示,对于症状 3 个月以上的慢性足底筋膜炎,可以尝试增加体外冲击波治疗,大多能获得比较满意的效果。但需注意,也不是所有患者都适合体外冲击波治疗,也有不少效果不明显或者不能耐受冲击波治疗的患者(图 15-9)。

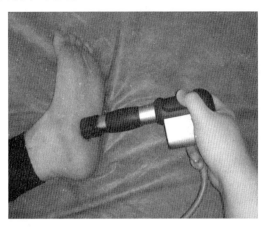

图 15-9　体外冲击波治疗

另外,许多患者都自行尝试通过热敷或加热理疗缓解疼痛,但是结果却喜忧参半,有的患者症状的确减轻了,但也有不少患者反而引起了炎症和疼痛的加重,因此不建议自行尝试居家使用加热理疗或热敷方式治疗足底筋膜炎。

5.药物治疗

(1)非甾体类消炎止痛药:前面说到,足底筋膜炎并非单纯的炎症,更不是细菌或病毒感染性炎症,因此抗菌药和抗病毒的消炎药是无效的。足底筋膜炎属于无菌性炎症,应用非甾体类消炎止痛药可以减轻炎症反应,减轻疼痛。但用药时需注意禁忌证,注意用量,避免不良反应,因此需要在专业医师指导下应用。

(2)类固醇药物:对于疼痛部位明确、病程较长、一般保守治疗仍不能缓解的足底筋膜炎,可以选择痛点注射类固醇药物治疗。但其治疗后期也存在一定风险,例如足底筋膜断裂和脂肪垫萎缩等。

(3)中药治疗:足底筋膜炎属于中医学"伤筋"范畴,发病原因多与老年肝肾不足、劳损气滞血瘀、感受风寒湿邪等有关。临床需根据不同证型选择内服中药方剂辨证施治。外用药多选择活血化瘀、行气止痛、温经散寒、祛风除湿、利水消肿的中药熏洗、浸泡或外敷脚底(图 15-10),临床疗效确切。

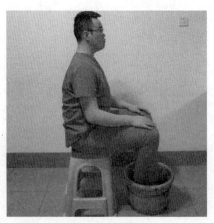

图 15-10　中药熏洗

6.夜间固定支具和矫正器材

夜间固定支具将脚踝固定在 90°角（图 15-11），脚趾保持向上伸展的状态以利于足弓伸展。让足底筋膜在处于伸长位置时进行自我修复，从而在晨起下地时产生较小的张力，减轻足底疼痛。夜间固定支具一般用于病程超过 1 年的足底筋膜炎患者。对于走路或跑步时足内翻或外翻畸形的患者，则需要定制专门的矫正器或特殊鞋垫。

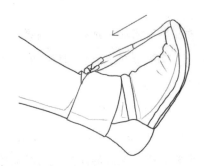

图 15-11　夜间支具固定

(二)手术治疗

对于保守治疗无效或者不适合保守治疗的患者，可根据具体情况选择适宜的手术治疗。例如合并跟骨骨刺者行骨刺切除术，保守治疗无效者行微创经皮射频消融术，开放或关节镜下的跖筋膜松解术、腓肠肌腱膜松解术等。

五、预防

1.合适的步数

一般说来，每天走 5 000 步至 8 000 步比较适合。具体因人而异，应结合自身的年龄和体质，选择合适的锻炼方法。例如青壮年每天 7 000～8 000 步是正常步行量，老年人或身体虚弱的人每天 5 000～6 000 步即可。避免突然增加脚的负重的运动计划，或者没有提前充分热身的短期剧烈运动。

2.合适的鞋子

对于运动爱好者，可以选择减震效果较好，或者足弓和足跟支撑功能较好的运动鞋。而对于运动量偏少的人,可能轻薄一点的鞋子更加适合,这样的鞋子反而有利于训练足底的肌肉,不至于导致肌肉疲软,容易受伤。找到合适的鞋子后,还要记得鞋子旧了要及时换新鞋,一双鞋穿的时间长了就会有磨损,减震和保护脚的功能也会下降,因此,有时候换双新鞋可能就有效预防了足底筋膜炎(图 15-12)。

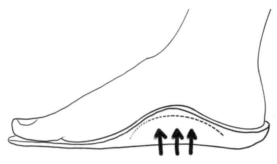

图 15-12　运动鞋足弓支撑

3.足部的保健

注意躲避风寒湿邪的侵扰,多做足踝周边肌肉的拉伸和训练,睡前经常用温水泡脚,做做简单的足底按摩,都有助于预防足底筋膜炎。

4.调摄和养生

合理膳食,均衡营养,适度运动,作息规律,保证睡眠,给足底筋膜充足的自我修复时间和物质基础,从根本上预防足底筋膜炎的发生。

第十六章　痛风性关节炎

痛风性关节炎是由于尿酸盐沉积在关节囊、滑囊、软骨、骨质和其他组织中而引起病损及炎性反应,其多有遗传因素,好发于 40 岁以上男性,多见于第一跖趾关节,也可发生于其他较大关节,尤其是踝部与足部关节。

一、病因病机

尿酸是嘌呤代谢的最终产物。痛风是长期嘌呤代谢障碍、血尿酸增高引起。如果患者无临床症状,血中尿酸浓度高于正常值,医学上称为"高尿酸血症"。血中尿酸浓度如果达到饱和溶解度的话,这些物质最终形成结晶体,积存于软组织中,最终导致身体出现炎症反应。痛风可以由饮食、天气变化如温度和气压突变、外伤等多方面引发。

二、临床表现

1.急性关节炎期

多在夜间突然发病,受累关节剧痛,首发关节常累及第一跖趾关节,其次为踝关节、膝关节等。关节红、肿、热和压痛,全身无力、发热、头痛等。可持续 3～11 天。饮酒、暴食、过劳、着凉、手术刺激、精神紧张均可成为发作诱因(图 16-1)。

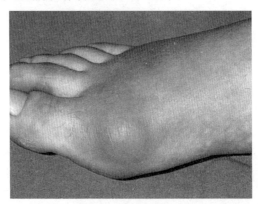

图 16-1　急性痛风性关节炎

2.间歇期

为数月或数年,随病情反复发作,间歇期变短,病期延长,病变关节增多,渐转成慢性关节炎。

3.慢性关节炎期

由急性发病转为慢性关节炎期平均 11 年左右,关节出现僵硬畸形、运动受限。30％左右患者可见痛风石和发生肾脏合并症,以及输尿管结石等。晚期有高血压、肾和脑动脉硬化、心肌梗死。少数患者死于肾功能衰竭和心血管意外(图 16-2)。

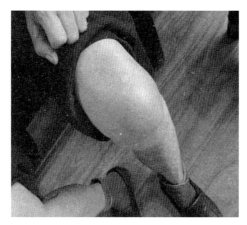

图 16-2　慢性痛风性关节炎

三、治疗

1.急性期的治疗

应祛除诱因并控制关节炎的急性发作。常用药物如下。

(1)非甾体类抗炎药：急性期首选的止痛药物,如双氯芬酸钠或双氯芬酸钾,或塞来昔布、美洛昔康等。症状控制后停药。应用期间注意监测血肌酐水平。

(2)秋水仙碱：非甾体类抗炎药无效时可考虑应用,开始时小量口服,直至症状缓解或出现药物不良反应时停药。用药期间监测不良反应。

(3)糖皮质激素：如果有肾功能不全的患者,急性期可以考虑糖皮质激素,临床常选用德宝松肌注。

2.缓解期的治疗

缓解期采用中药辨证治疗。

(1)肝肾亏损：治以滋补肝肾,可选用左归丸。

(2)慢性劳损：早期气血虚弱,治以补气补血,方选八珍汤、十全大补汤;晚期出现肝肾不足者,可选用左归丸;若肾阳虚,方用肾气丸;若肾阴虚,选用六味地黄丸滋补肾阴。

3.局部外用药

外用笔者所在医院自制消肿止痛膏,急性期可一日外用 2～3 次。急性期患肢注意休息,禁止热敷及推拿等治疗。

4.无症状高尿酸血症的治疗

包括减肥、控制血脂、减少非必要的利尿剂应用、控制饮食等。同时对共患的高血压、高脂血症、高血糖等予以积极治疗。

如有心血管病或其他高危因素,应在血尿酸持续高于 480 μmol/L 时开始规律降尿酸治疗。如无心血管病等高危因素,则可在血尿酸高于 540 μmol/L 时开始持续降尿酸治疗。

四、预防

痛风是因为身体里的嘌呤过多,分泌出尿酸,沉积在关节处引发的疼痛。

有的人形容痛风就像在关节里塞满了砂石,然后活动时它们一直在磨着你的骨肉,所以让人无法忍受。要缓解痛风性疼痛,在饮食上要特别注意,尤其是以下 7 类食物不能碰。

1.动物内脏

动物内脏的嘌呤含量特别高,平时在烧烤的时候经常有烤鸡心、烤腰子等,熟食中也有鸡心、鸡肝、猪肝、猪心等,痛风患者一旦忍不住吃了,那么就等待疼痛的痛苦折磨吧,所以有痛风,动物内脏不能吃。

2.某些水产品

一些鱼虾类食物中嘌呤含量特别高,痛风患者最好不要碰,例如凤尾鱼、沙丁鱼、小虾等(图 16-3)。像沙丁鱼罐头之类的,还是远离为好。

3.海鲜调味料

痛风患者可能知道有些海鲜不能吃,但是对调味料却疏忽大意了。其实像蚝油、鲍鱼汁、海鲜酱等调味料,是用海鲜提炼的,其中的嘌呤含量也不低。食用后会快速提高尿酸,导致痛风发作,所以不能碰。

4.咖啡或高浓度的茶

咖啡和高浓度的茶会让神经兴奋,可能会因此加重痛风。

5.果糖含量高的食物

果糖含量高的食物会导致尿酸迅速增加,引发痛风。所以痛风患者在喝饮料的时候尤其要注意,有些饮品中添加了果葡糖浆等成分,是不能饮用的。

6.酒

酒精对身体的影响很大,对痛风患者来说,喝酒会加重痛风症状。就算是红酒和白酒,也会促进嘌呤的吸收,导致痛风(图 16-4)。

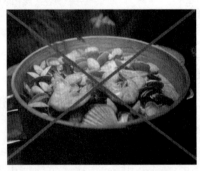 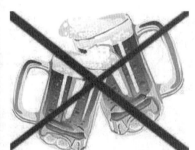

图 16-3　海鲜　　　　　　　　　　　图 16-4　酒类

7.粗粮

对身体好处多多的粗粮,对痛风患者却不太友好,像荞麦、玉米的皮中有不少嘌呤,会加重痛风。

以上介绍的就是痛风人群不能碰的 7 类食物,还有一些特殊的食物,例如香菇等,也是不能碰的。由于痛风发作间歇期长,可能几年才发作一次,不少人就忽视了痛风的可怕,没有加以重视,在饮食上比较放纵。结果就是导致痛风发作越来越频繁,严重者可导致关节畸形甚至肾损伤。所以一定要对饮食多加重视。

五、饮食治疗

(1) 冬瓜芹菜粥:冬瓜 100 g,芹菜 50 g,粳米 150 g,加水煮至瓜烂米熟汤稠即可服用。清利下焦湿热,促进尿酸排出。

(2)百合薏米粥:百合、薏苡仁、粳米各 20 g ,洗净后放锅中煮粥 ,每日分中、晚两次服完。

《世医得效方》云:"薏苡粥治久风湿痹,补正气,除胸中邪气,和胃肠,消水肿,久服轻身益气";《神农本草经》曰:"主筋急拘挛,不可曲伸,风湿痹"。薏苡仁清热、利湿、除痹。

(3)土茯苓粥:土茯苓 30 g,生薏苡仁 50 g,萆薢 15 g,川牛膝 10 g,粳米 100 g,先用粳米、生薏米仁煮粥 ,再加入其他药(碾粉)混匀煮沸食用。

六、健康指导

(1)保持饮水量,避免摄入酒精、含糖饮料及动物性高嘌呤食品如动物内脏和海鲜。

限酒,特别是啤酒。

(2)减少高嘌呤食物的摄入,常见高嘌呤水平食物包括动物内脏、猪肉、牛肉、羊肉、贝类、凤尾鱼、沙丁鱼、金枪鱼等,香菇含嘌呤高,易被忽略。

(3)减少富含果糖饮料的摄入。

(4)大量饮水,每日 2 000 mL 以上。

(5)增加新鲜蔬菜的摄入。

(6)保持健康体重及腰围,增加体育运动至中等水平。

具体来说,痛风患者应遵循下述原则:

(1)保持体重。

(2)规律饮食和作息。

(3)规律运动。

(4)禁烟。

(5)停用可导致尿酸升高的药物。

第十七章 星状神经节阻滞治疗植物(自主)神经功能紊乱

植物(自主)神经由交感神经和副交感神经两大系统组成,主要支配心肌、平滑肌、内脏活动及腺体分泌,受大脑皮质和下丘脑的支配和调节,不受主观意志所控制,所以也称为自主神经。正常情况下,功能相反的交感和副交感神经处于相互平衡制约中,平衡协调和控制身体的生理活动。如果平衡被打破,那么便会出现各种各样的功能障碍。如经过适当治疗,则预后良好。星状神经节阻滞是一种常用的微创治疗方法,是将局部麻醉药注射在含有星状神经节的疏松结缔组织内,以达到颈交感干、颈交感神经节与节前、节后神经及其支配范围的可逆性阻滞。星状神经节阻滞的作用涉及自主神经系统、内分泌系统和免疫系统,对上述系统的功能有调节作用。星状神经节阻滞疗法适应证有:自主神经功能紊乱征、不定陈诉综合征、失眠症、全身多汗症、脑卒中后疼痛、反射性交感神经萎缩症等。

一、病因病机

植物(自主)神经紊乱的病因和发病机制极为复杂,至今未完全阐明,常与心理社会应激因素有关,也有可能与遗传因素、性别因素和生物因素有关,目前认为主要病因如下。

1.精神压力过大

长期的焦虑紧张、心理压力过大、精神受刺激等。

2.家族遗传

家族性自主神经失调症具有遗传性,为常染色体隐性遗传疾病,是自主神经先天性功能异常,该病不常见。

3.其他因素

女性可由性腺的内分泌和某些生理过程引起,而男性多受烟草、酒精等影响。脑部感染发生器质性病变,也可影响神经的正常功能,进而影响精神障碍。

二、流行病学

目前国内暂无权威的该疾病发病相关数据,局部流行病学调查,人群中发病率为5%～7%。常见于临床上脑力劳动者、科研机构人员、公务员、学生、经常上夜班的群体、饮食作息不规律者以及肥胖者。另外,女性在围产期和围绝经期两个阶段也容易出现。脑力劳动者、科研人员、重要岗位人员、学生、公务员、饮食不规律者、长期过量饮酒者、肥胖或超重者、久坐不运动者等也可以发病。

诱发因素:①晚睡会使身体得不到充分的休息,影响身体的正常代谢。②性格。不善与人沟通的性格,易激易怒,精神状态差,久而久之会影响神经系统。③精神高压。在应激状态下内分泌系统紊乱,生物平衡打破,可能诱发或加重本病。

三、临床表现

植物(自主)神经紊乱的临床表现可涉及全身多个系统,如心血管系统、呼吸系统、消化系统、内分泌系统、泌尿生殖系统等。典型症状:①血压异常波动,忽高忽低,也称为直立性低血压,是指由于体位改变引起的血压变低,出现眩晕、视物模糊症状。②心脏神经症状,例如胸闷、憋气、心慌,有濒死感。③胃肠神经症状,例如胃痛、胃胀、呕吐、腹泻等。④生殖神经症状,例如女子月经不调,男子阳痿、遗精等。⑤其他症状,例如部分患者可出现失眠健忘、四肢麻木、手脚心发热、周身皮肤发热、全身有游走性疼痛、游走性异常感觉等。

并发症:焦虑症、抑郁症,植物(自主)神经紊乱的内因有性格因素,对外界刺激耐受性差,内向孤僻,情绪不稳定。外因有长久在高压环境下生活,高级神经中枢过分紧张,难以入睡,形成顽固性失眠,失眠后患焦虑、抑郁风险增加。

四、治疗

该病主要以心理治疗为主,以药物治疗、物理治疗等为辅。去除心理病因后,正常代谢恢复后其他症状也会好转,预后良好。星状神经节阻滞是比较确切的治疗方法。

1883 年 Liverpool 和 Alexander 在结扎椎动脉治疗癌症时,误伤了交感神经,却获得明显的治疗效果。此后许多年中一直采用外科手术切断颈部交感神经。1920 年开始推广非手术经皮的星状神经节阻滞疗法(图 17-1)。很快成为一种用途广泛的治疗方法。若杉文吉指出星状神经节阻滞已成为日本疼痛临床上应用最多的一种治疗方法。

星状神经节是由第 6、第 7 颈部神经节构成的颈部节和第 1 胸神经节融合而成,有时还包括第 2 胸神经节和颈中神经节,其节后纤维广泛分布于 $C_3 \sim T_{12}$ 节段的皮肤区域,在功能上属于交感神经节。

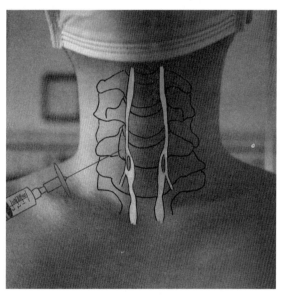

图 17-1　状神经节阻滞治疗

1.操作方法

(1)前侧入路穿刺法(气管旁接近法):患者取仰卧位,肩下垫枕。常规皮肤消毒,术者位于左侧,先用左手的示指和中指将颈总动脉和胸锁乳突肌推向外侧。在食管旁和胸锁乳突肌前缘胸锁关节上方约两横指(环状软骨平面相当于第 6 颈椎横突,如图 17-2 处,用 7 号针头与皮肤垂直进针。一般的患者用示指尖可触及第 7 颈椎横突,引导进针,约穿刺 2～3 cm 触到骨质,表明针尖已经到达第 7 颈椎横突的前外侧,退针少许(0.2～0.4 mm),回吸无血即可注入局麻药物,应注意穿刺星状神经节时并无异感,故不需寻找异感。

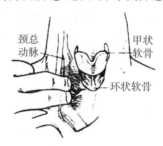

颈总动脉　　甲状软骨　　环状软骨

图 17-2　星状神经节阻滞治疗定位

注入药物的浓度和剂量应视治疗需要而定。一般可注入 0.5%～1% 利多卡因药液沿筋膜间隙扩散,阻滞整个颈部和上胸部交感神经。阻滞成功的标志为注射药物侧出现霍纳综合征(图 17-3,图 17-4),表现为瞳孔缩小,眼睑下垂,眼球下陷,鼻塞,眼结膜充血,面微红,无汗,温暖感。

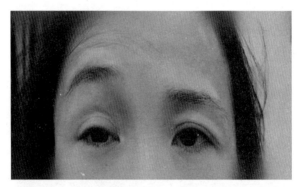

图 17-3　霍纳综合征一

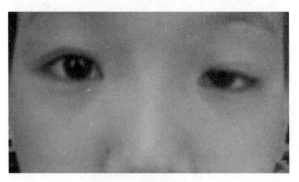

图 17-4　霍纳综合征

(2)高位侧入穿刺法:患者仰卧位,头转向对侧,皮肤常规消毒。术者位于左侧穿刺点,取胸锁乳突肌后缘与颈外静脉交叉处,相当于环状软骨或第 6 颈椎横突水平处。7 号穿刺针头与皮肤垂直进针,使针头触及第 6 颈椎横突,然后将针退出少许,针尾再向头端呈 45° 倾斜,针尖在第 6 颈椎横突前侧通过,想着第 7 颈椎横突的方向前进约 1 cm,回吸无血及脑脊液即可注入局麻药物。

2.适应证

星状神经节阻滞治疗的适应证很广泛,可按部位分类如下。

(1)全身性疾病:植物(自主)神经功能紊乱、原发性高血压、原发性低血压、甲状腺功能亢进、甲状腺功能低下、厌食症、过食症、体位性血压异常、失眠症、全身多汗症、眩晕、全身性白癣、皮肤瘙痒、溢脂性皮炎、脑卒中后疼痛、多发性硬化、重症肌无力、带状疱疹、单纯性疱疹、传染性单核细胞增多症、慢性疲劳综合征、反射性交感神经萎缩症、幻肢痛、断肢痛、糖尿病。

(2)头部疾患:脱毛症、头痛(包括偏头痛、紧张性头痛、群集性头痛、颞动脉炎性头痛)、脑血栓、脑血管痉挛、脑梗塞等。

(3)面部疾患:周围性面神经麻痹、非典型性面部疼痛、咀嚼肌综合征、下颌关节综合征。

(4)眼部疾患:视网膜血管闭塞、视网膜色素变性症、葡萄膜炎、视神经炎、类囊胞黄斑肿胀、角膜溃疡、白内障、瞳孔紧张症、飞蚊症、视觉疲劳、屈光异常。

(5)耳鼻喉科疾病:慢性副鼻窦炎、急性副鼻窦炎、过敏性鼻炎、渗出性中耳炎、梅尼埃症、良性发作性眩晕、鼻塞、扁桃体炎、耳鸣、咽喉部感觉异常症、嗅觉障碍。

(6)口腔疾病:拔牙后疼痛、舌痛症、口内炎、舌炎、口唇炎、口内黏膜干燥症。

(7)颈肩及上肢疾患:上肢血液循环障碍性疾病(如雷诺病、雷诺综合征、急性动脉闭塞症、颈肩臂综合征、外伤性颈部综合征、胸廓出口综合征、肩关节周围炎、术后浮肿、乳腺切除术后综合征)、网球肘、腱鞘炎、颈椎病、关节炎、掌多汗症、冻伤、冻疮、甲周炎、甲纵裂症、腋臭。

(8)循环系统疾病:心肌梗死、心绞痛、窦性心动过速、心脏神经官能症。

(9)呼吸系统疾病:慢性支气管炎、肺栓塞、肺水肿、过度换气综合征、支气管哮喘。

(10)消化系统疾病:过敏性肠炎、溃疡性结肠炎、胃炎、胃溃疡、克隆病、消化性溃疡、便秘、腹泻、痔疮等。

(11)妇产科疾病:月经异常、月经前紧张症、月经困难症、更年期综合征、子宫切除后植物(自主)神经功能紊乱症、女性不孕症。

(12)泌尿科疾患:神经性尿频、夜尿症、尿失禁、肾盂肾炎、IgA肾病、游走肾、前列腺炎、男性不育症。

(13)腰及下肢疾患:腰痛症、膝关节痛、足癣、肢端红痛症、鸡眼、冻伤及冻疮。

3.合并症

星状神经节阻滞的合并症包括与局麻药有关的合并症和与操作手法有关的合并症。

(1)与局麻药有关的并发症:药物注入血管会出现局麻药反应;少数对局麻药敏感的反应;尚有在局麻药中加入激素或其他药物。多次注射后可能引起星状神经节的损伤。有待于进一步的研究和评价。

(2)与操作手法有关的并发症:穿刺针损伤颈部血管,引起局部血肿,应在回吸有回血时,拔出穿刺针并压迫止血。穿刺针刺入蛛网膜下隙甚至注入药物是一种极其严重的合并症。穿刺角度的不适当或穿刺部位过低,可导致气胸或血气胸。无菌操作不严格,可引起感染而造成深部脓肿。

一般来说,用局麻药可充分完成星状神经节阻滞,这是国内外的通用方法。但有些医生为了提高治疗效果,在药液中加入中药制剂、激素、血管扩张药等,似无充分的理论和实验依据。

对于用乙醇永久性阻滞星状神经节治疗顽固性上肢血管痉挛性疾病,要严格选择适应证,并向患者及其家属详细说明可能发生的合并症,征得同意后方可。在实施乙醇阻滞星状神经节时,可使用低浓度的乙醇、普鲁卡因溶液,乙醇浓度可从30%开始,计量从0.3 mL开始并反复观察,一旦出现阻滞效果即停止增加乙醇的浓度和剂量。在阻滞前后反复观察患侧手指充血时间的变化,当手指充血时间缩短,即表明产生了阻滞效果,不必再注入乙醇。

4.机制

(1)星状神经节阻滞对植物(自主)神经系统的影响:研究表明,反复进行星状神经节阻滞,对植物(自主)神经是一种复活锻炼。血中去甲肾上腺(NE)是反映交感神经活性的敏感指标,星状神经节阻滞对交感-肾上腺系统的兴奋具有一定的抑制作用。研究发现疼痛、癌症、更年期综合征患者行星状神经节阻滞后血清中的去甲肾上腺明显下降,但仍在正常值范围内。而正常人行星状神经节阻滞后,血浆中去甲肾上腺的浓度虽有所改变,但差异不显著。可见星状神经节阻滞只抑制增高的交感神经活性,恢复交感-迷走的平衡。

(2)星状神经节阻滞对心血管系统的调节作用:星状神经节阻滞可以改善异常的血液流变学指标,包括降低全血高黏度及红细胞压积等而加快血液循环。研究发现星状神经节阻滞后大约5分钟即可出现血管扩张,15分钟后血流量增加75%达高峰,并可持续70分钟,15分钟后血流速度增加58%,持续60分钟,血管径增加7%。临床上采用星状神经节阻滞用He-Ne激光血管内照射疗法治疗脑血栓患者,可提高体内抗氧化指标,降低自由基含量,激光使血液内各种成分不同程度地被激活,而星状神经节阻滞扩张血管,改善梗塞部位血流,增加局部氧含量及被激活的清除酶含量,起到抑制和阻断自由基连锁反应和减少清除酶消耗的作用。同时又将局部产生的大量的自由基分解代谢清除,从理论上讲可减轻梗塞灶周围半暗带的神经细胞缺血性损害并促进其生理功能的恢复。此外,在雷诺病、心绞痛、心肌梗死等心血管疾病的治疗中也有应用。

(3)星状神经节阻滞对内分泌系统的影响:神经系统与内分泌系统是紧密联系的,交感神经的紧张程度影响多种内分泌腺的分泌。松果体在一昼夜中周期性分泌松果体素(又称褪黑素),影响机体的睡眠与觉醒。临床观察证实用利多卡因进行星状神经节阻滞能够改善睡眠,治疗失眠。星状神经节阻滞可明显降低疼痛患者血中皮质醇、醛固酮、血管紧张素Ⅱ、5-HT、P物质的含量,由此不难看出,星状神经节阻滞可调节异常变化的内分泌系统。

(4)星状神经节阻滞对免疫系统的影响:免疫功能在机体防御,自身内环境稳定及调节过程中起着至关紧要的作用。星状神经节阻滞治疗慢性非特异性溃疡性结肠炎时发现,红细胞免疫功能,淋巴细胞转化率及玫瑰花结,免疫球蛋白等免疫功能明显改善。已有星状神经节阻滞用于治疗过敏性鼻炎且有效的报道。

5.注意事项

有出血倾向者应慎用星状神经节阻滞。组织后应观察10~15分钟,无不良反应者方可离院。注意不要同时阻滞双侧星状神经节,以防发生心血管意外。

从中医角度,自主神经分布于全身各处,一旦失调,必然会出现相应系统的异常症状。根据不同的临床症状辨证施治,患者需到正规医疗机构,在医师指导下进行对症治疗。笔者所在科室协定处方安神汤及由此基础上制作的安神饮,为大量长期受到植物(自主)神经神经功能紊乱的患者提供了一个很好的治疗渠道与方法，得到广大患者的欢迎。

五、康复锻炼

植物（自主）神经紊乱患者主要依靠各种心理治疗手段，药物仅仅是对症治疗，因此患者需要在平时生活中保持健康良好的心态，有利于病情恢复。定期复诊，直至完全健康，在家密切监测生命体征变化以及心理焦虑、抑郁程度。

六、预防

植物（自主）神经紊乱患者的护理以促进患者恢复正常作息、健康生活，并保持稳定情绪为主，还需避免发生严重系统功能紊乱致器质性病变发生等。

在工作之余，可以适当地多参加一些体育锻炼，例如打羽毛球、游泳、慢跑等，不仅可以呼吸到新鲜空气，还可以通过各种活动来调节植物（自主）神经，缓解身心压力，达到预防各类神经疾病的目的。

生活要有规律，饮食睡眠要规律，不可暴饮暴食。早睡早起，不要熬夜或是通宵，良好的规律生活是保证健康的重要因素，也可抵御植物（自主）神经紊乱来袭。

及时地宣泄情绪，在生活中遇到不如意的事情或是情绪低落时，不要总是闷在心里，要尽快想办法及时宣泄出去，可以通过自我疏导，或是通过合理的手段把心理的郁闷疏泄出来，缓解自身的紧张情绪，从而有效预防植物（自主）神经紊乱。

第十八章　颈肩部及腰部疼痛预防

患者：医生，我才三四十岁，以前身体好好的，怎么突然腰痛，脖子肩膀痛啊？怎么回事？骑摩托吹的？坐月子落下的病？身上有湿气？骨头长骨刺扎得痛？

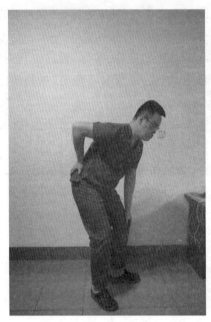

图 18-1　腰痛

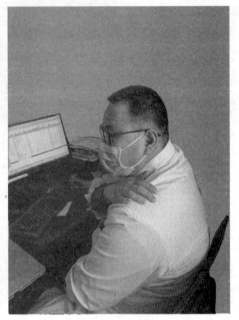

图 18-2　颈肩痛

医生：颈肩部疼痛、腰痛（图 18-1，图 18-2）的原因很多，颈椎关节病变、颈椎血管病变和颈椎椎体病变、颈椎退行性病变、颈椎骨质增生等，颈部软组织病变和颈肩部软组织炎症，心绞痛、胸膜炎等疾病引起的胸部疼痛牵拉，都会导致颈肩部发生疼痛；另外，情绪紧张、颈部肌肉紧张、颈部结构改变、颈椎失稳等都也可导致颈肩疼痛的发生。腰痛常见的原因有肾脏病、妇科疾病、腰肌劳损、肥大性脊椎炎、骨质软化症、腰椎间盘突出症等；吸烟、焦虑、熬夜睡眠不好，也可能是疼痛的原因。

患者：腰痛及颈肩部疼痛，原因这么多，我的疼痛是什么原因呢？

医生：专业的事要找专业的人士，疼痛发生了，要找医生去看，明确病因，做出针对性治疗。

患者：医生，颈肩部疼痛、腰痛怎么治疗呢？

医生：颈肩痛的治疗目的是缓解颈肩部的疼痛，治疗原发病和促进颈肩部功能的康复，可选择药物、封闭等治疗方法。平时休息制动，减少颈肩部关节肌肉负重的运动，避免颈肩部过度的劳累。可遵医生指导进行热敷、冰敷，做颈椎操。热敷可缓解肌肉痉挛，冰敷可缓解肿胀感，颈椎操可放松肌肉、活动关节，增强肌肉力量。但不要盲目进行，以免加重病情，脊髓型颈椎病和椎动脉型颈椎病禁用此法。药物治疗可选用阿司匹林、双氯芬酸钠，以缓解局部软组织炎症。对于椎动脉型颈椎病，可通过扩张血管，缓解椎—基底动脉缺血导致的头晕等症状，如硫酸软骨素 A。维生素 B 族、三磷酸腺苷可以通过营养神经治疗交感神经型颈椎病。还可以通过揉、拿、按、提捏等手法来缓解肌肉痉挛,消除水肿和纠正颈椎失稳。

患者:医生,颈椎及腰椎退变,身体只会越来越差,我还能好吗? 是不是会越来越重呢?

医生:颈肩部疼痛、腰痛发作时,要及时治疗,平时预防发作才是重点。

患者:怎么预防呢?

医生:人的身体是个整体,首先身体得正,就像大楼要正。人的脊柱就像大楼的根基。

这是我们最常见的不良姿势(图 18-3)。

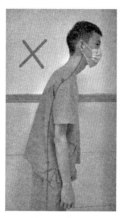

图 18-3　错误姿势

正常的体位应该是头在胸腔上方,胸腔在腹腔上方(图 18-4)。

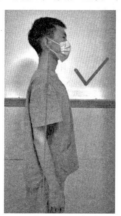

图 18-4　正确姿势

患者:怎么知道站得直不直啊?

医生:两只手按压肩膀,身体前后不晃,稳定了就是站直了。

患者:为什么站不直就会痛呢?

医生:站不直,身体要维持在一个不正常的位置,有些该休息的肌肉就要持续工作,累了,也就痛了。肩部疼痛最明显,这就是为什么老是低头肩膀痛的原因,因为局部肌肉得不到休息。

患者:站直了,就不会痛了吗?

医生：站直了，关节还需要稳定。就像机器零件，松动了，就容易损坏。人体关节不稳定了，在活动的时候，就会加重损伤，包括骨头和骨头之间的关节和椎间盘，导致退变明显，椎间盘突出加重。

患者：那么怎么练习呢？

医生：最常见的练习，一是腰部锻炼。第一，做小燕飞的动作（图18-5），可以趴在床上然后双手和双脚向上抬起。腰部不动，做飞翔的动作。第二，仰卧位，双腿抬高，做蹬自行车动作（图18-6）。

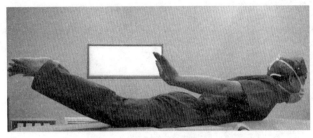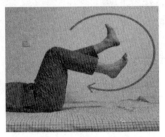

图 18-5　小燕飞动作　　　　　　　　　　图 18-6　蹬自行车动作

二是颈部肌肉锻炼，可以用手、头部对抗，仰卧抬头锻炼。千万不要做快速大幅度转头锻炼（图18-7）。

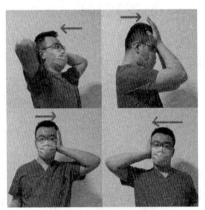

图 18-7　颈部对抗锻炼

经过锻炼，身体要像根绷着劲的弹簧，而不要像挂着的一串珠子一样散乱。

患者：是不是站直了，稳定了，就不会痛了？

医生：除了准确的体位，有力量的稳定性、协调性也是很重要的。行走时髋部摆动不对称，造成腰部左右扭动幅度不同，也会造成腰椎损伤。可以看看自己的鞋底，如果左右脚鞋底磨损偏差很大，意味着行走过程中两腿用力不同、步幅不同，腰部左右扭转幅度不同。

人的七块颈椎，五块腰椎，像一个团体，一起劳动，如果有人偷懒，就会造成其他椎体活动幅度增大，在X线片上，可以看到椎体间弯曲时活动度不一样，造成损伤而疼痛。

弯腰时除了腰椎的弯曲，很大一部分也依靠髋关节屈曲，如果髋关节发僵，弯腰时，势必增加腰椎的弯曲度，造成损伤而疼痛。

身体是一个整体，整个脊柱的准确位置，力量，全身的协调性，都是避免颈肩部及腰部疼痛的关键。

第十九章　下肢骨折的功能锻炼

患者:大夫,我的腿骨折做手术半个月了,怎么还是肿啊?

医生:早期患者受伤之后,全身或局部都会释放出许多炎症因子,这是机体的保护性反应。但是,这些因子一方面刺激神经发布疼痛信号,由于疼痛,反射性造成肌肉痉挛,导致静脉及淋巴管淤滞,回流障碍,造成其管壁扩张,通透性增加,从而发生组织间水肿;另一方面,炎症因子导致血管内外液体交换的平衡失调,造成过多的液体渗入组织间隙,最终导致肢体肿胀。

患者:肿胀有什么危害吗?

医生:肿胀若不能及时消除,就会影响肢体的血液循环和营养物质供给,最终影响创伤修复和愈合。四肢严重肿胀,如果使组织内的压力接近动脉血压时,就会影响血供,使肢体缺血,造成肢体的严重残废。这也是肢体肿胀的最严重后果。所以,肿胀的及时正确处理是非常重要的。对肢体肿胀疼痛的处理得当就会为软组织损伤和骨折的处理创造条件,处理不当可能会引起肿胀加重,导致感染、肢体坏死等严重并发症。

肢体肿胀,造成局部血液循环障碍,骨折愈合缓慢甚至不愈合。老年人股骨颈骨折后需要置换人工关节就是因为局部血液循环不好的原因。

肿胀会影响我们的功能锻炼,造成关节僵硬,功能恢复差。

患者:受伤早期怎么减少肿胀呢?

医生:创伤后处理的第一件事就是休息,限制受创肢体的活动,以减少出血,减缓肢体肿胀、疼痛,防止损伤加重。切忌不要把受伤的肢体"活动开",活动不但加重肿胀,还有可能造成二次损伤。

第二是冰敷。早期局部冷敷(图 19-1),3 天后局部热敷.外伤后早期肿胀的原因往往是由于小血管的破裂出血引起,冷敷能使血管收缩,有利于破裂的血管内血液凝固,减少进一步的出血,对防止局部肿胀加剧有利;而外伤 3 天后,出血已经停止,肢体肿胀的原因为局部瘀血所致,热敷能使肢体血液循环加快,加速局部瘀血的吸收,使肿胀尽快消退。使用时应尽量使冰袋温度维持在 0℃,以免冻伤或起不到冰敷作用。每次冰敷 15 分钟左右,可反复使用,至局部疼痛消失为止。切忌不要按摩,不要企图用药酒把瘀血肿胀"搓开",因为按摩会加重渗出,加重肿胀。

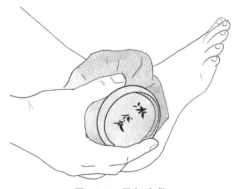

图 19-1　局部冷敷

　　第三是加压包扎(图19-2)。对患肢进行加压包扎,一方面可使损伤组织内部压力增加,促进小血管闭合,减少出血;另一方面可减少渗出,减轻肢体肿胀。弹力绷带加压包扎患肢有一定的技巧性,必须采用"面"加压技术,使整个患肢各处均匀受压,且松紧适度,过松达不到效果,过紧则会影响肢体的血供,切忌形成条索状,初次包扎一定要请专科医生指导。加压包扎后要注意观察远端肢体的血供情况,若有麻木感、痉挛或疼痛加重,说明包扎过紧,应立即予以松解。大血管表浅的位置,例如膝关节是要慎重加压包扎的,否则极易产生血栓,极度危险。

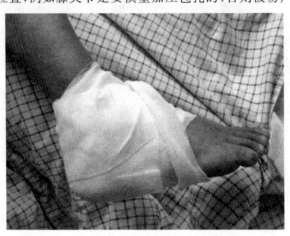

图 19-2　加压包扎

　　第四是抬高患肢。这是消肿的一项重要措施。如果肢体位置低于心脏平面,则静脉回流就要克服循环阻力和重力的双重阻力,不利于肿胀的消除。将患肢置于心脏平面以上,使重力转化为动力性因素,可促进肿胀消除。

　　第五是功能锻炼。鼓励进行功能锻炼。外伤后在无禁忌证时应尽早鼓励患者进行肌肉关节的功能练习,因为功能锻炼可促进损伤局部血液循环,以利静脉及淋巴液回流,防止、减轻或及早消除肢体肿胀。肌肉收缩,就像给我们的血管加了个循环泵,促进血液循环。

　　第六是口服、外用药物。早期可口服活血化瘀、消肿止痛的药物。这是中医药的优势。

　　患者:医生,受伤之后我的腿先消肿了,后来又肿了,怎么回事啊?我该怎么办?

　　医生:中期下肢骨折患者长期平卧在床,下肢静脉回流所要克服的阻力比站立时要小。时间一久,身体就会慢慢适应了这种低阻力的回流方式。骨折愈合后恢复站立行走,下肢血管又难以马上适应骨折前的高阻力回流状态,因而常有一段时间的下肢水肿。脚踝离心脏较远,表现尤为明显。创伤中后期应该在康复医生的指导下积极进行主动训练,包括受创肢体的肌力训练和适当的关节活动。肌肉收缩和肢体活动能够促进静脉和淋巴回流,从而促进消肿。此外,各种理疗、按摩也可以改善血液淋巴循环,促进肿胀消除。但是需要注意的是,做负重训练并不是越早越好,因为不同的骨折情况,做负重训练的内容以及时间也都会有所不同。所以做负重训练需要清楚了解骨折的具体情况,一般来说在骨痂没有形成以前,还是小负重或不负重为好,而且需要定时去医院进行检查(图19-3),通过医学影像学资料可以看到骨痂开始慢慢形成,就可以适当做一些负重训练。

　　患者:那我骨折长好了,是不是就不会肿了?

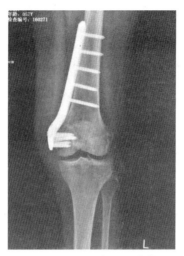

图 19-3　骨折术后 X 线片

医生:后期骨折愈合生成骨痂,局部出现肿胀,骨痂修复后消肿,有可能长期存在肿胀。当然需要注意其他内科疾病也可能造成肢体肿胀,需要鉴别。

患者:大夫,等我的骨折长好了,就没事了吧?

医生:单纯等骨折愈合是不合适的。骨折后治疗的目的是什么? 最重要的是恢复肢体的功能,恢复生活质量。如果仅仅骨折愈合,功能恢复不好,也就失去了治疗的意义了,或者治疗的效果大大打了折扣。

患者:那骨折以后怎么锻炼才能更好地恢复呢?

医生:这是个系统的过程,非常重要的过程,也是容易被患者疏忽的地方。下面说说骨折不同阶段的锻炼方法。

伤后两周内,此期患肢肿胀疼痛,骨折端不稳定,容易再移位。功能锻炼的主要形式是患肢肌肉舒缩运动。原则是骨折部上下关节不可活动,身体其他部位均应进行正常活动。此期间功能锻炼的主要目的是促进患肢血液循环,以利消肿和稳定骨折。

小腿骨折者:做足趾屈伸活动(图 19-4)。每回锻炼 20～40 次,每日 2～3 组。跖踝屈伸的动作为:患者仰卧位或坐位,将伤肢的踝关节尽量跖屈和背伸,每回锻炼 20～40 次,每日2～3组。此动作有促进下肢血液循环和防止踝关节粘连强直的作用。适用于下肢骨折的锻炼。

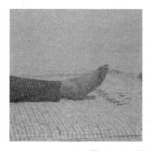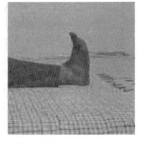

图 19-4　足趾屈伸活动

大腿骨折者:股四头肌等长舒缩,收缩与放松的时间为 5 分钟,每组 20~30 次,每日 2~3 组。

抬臀活动:用双肘和健腿 3 点支撑抬高臀部 10~20 秒,缓慢放下,坚持做 20 次,每天三餐后 30 分钟进行。

伤后 3~4 周,此期锻炼的形式除继续增强患肢肌肉舒缩活动外,逐步恢复骨折部上、下关节的活动,并逐渐由被动活动转为主动活动。但注意限制不利于骨折连接和固定的活动。

拉腿屈膝运动(图 19-5):患者取仰卧位,将股部的肌肉用力收缩,接着用大腿进行膝关节屈曲,然后放松、伸直下肢,每回 20~40 次,每日 2~3 组。此动作有促进下肢血液循环、增加肌张力、预防股部肌肉萎缩和膝关节粘连强直等作用。适用于下肢骨折的中、晚期锻炼。

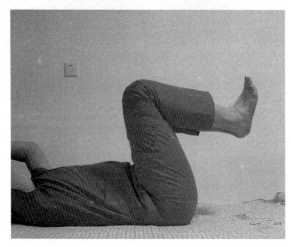

图 19-5　拉腿屈膝运动

直腿抬高活动(图 19-6):患者取仰卧位,将股部的肌肉用力收缩,使整个下肢伸直抬高 45°,然后徐徐放下,每回 20~40 次,每日 2~3 组。

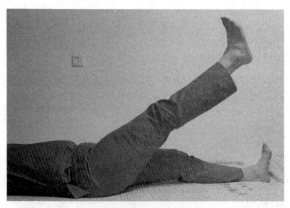

图 19-6　直腿抬高运动

伤后 5~6 周,骨折临近愈合后,功能锻炼的主要形式是加强患肢关节的主动活动和负重锻炼,使关节迅速恢复正常活动的范围和肢体正常力量。

伸膝下蹬动作为:患者取仰卧位,将下肢伸直,保持正常的轴线,用力将脚跟部往床尾的木板上作蹬足动作,每回 20~40 次,每日 2~3 组。此动作能使骨折端受到纵向力的挤压,刺激骨折端,有利于更快地愈合。

　　屈髋下蹲锻炼(图 19-7):患者的脚分开约与肩膀的宽度相等,双手扶在双膝上。使髋、膝关节屈曲下蹲。每回 30~50 次,每日 2~3 组。

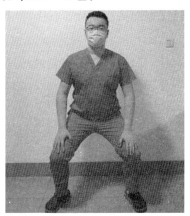

图 19-7　屈髋下蹲锻炼

　　患者:医生,我什么时候才能下地走路啊?

　　医生:根据现有的文献报道,对特定类型的骨折,术后负重锻炼的时间点可以较传统认识更早。对踝关节骨折,目前已有的高质量文献证据已经证明,术后即刻负重锻炼和延迟负重锻炼对踝关节功能无显著影响。而对年轻股骨干骨折髓内钉固定,或老年转子间、股骨颈骨折内固定患者,术后即刻负重的并发症发生率较低。其他类型的下肢骨折目前的研究较少,特别是关节内骨折,早期负重锻炼效果不确切。大部分临床医生均推荐对跟骨、踝穴顶、胫骨平台、髋臼骨折及年轻患者的髋关节周围骨折等病例进行有保护的下肢负重锻炼。做负重训练并不是越早越好,因为不同的骨折情况,做负重训练的内容以及时间也都会有所不同。所以做负重训练需要清楚了解骨折的具体情况,一般来说在骨痂没有形成以前,患者还是静养为主好,而且需要定时去医院进行检查,通过医学影像学资料看到骨痂开始慢慢形成,就可以适当做一些负重训练。

第二十章　老年性髋关节骨折的护理

我国逐渐步入老龄化社会,由于老年人身体脏器衰退,尤其是骨质疏松,极易发生骨折,最常见的是髋部骨折。因其并发症多,死亡率高,常被称为"人生最后一次骨折"。老年人基础疾病多,机体脏器功能低下,手术耐受性低,通过围手术期的护理,术后及时准确系统康复指导,可以缩短患者住院时间,减少各种并发症的发生,提高患者的生活质量。

一、病因

老年人髋宽关节易于发生骨折的原因主要有以下 3 个方面。

(1)骨质疏松:老年人均有不同程度的骨质疏松。骨质疏松是一种以低骨量和骨组织退化为特征的疾病,它是髋部骨折的一个重要危险因素。据报道,超过 100 万 65 岁及以上的澳大利亚人都患有骨质疏松和骨质疏松类疾病,在世界范围内,平均每 3 个女人或每 5 个男人中就有一个患有由这种脆弱的骨头引起的骨折。

(2)解剖结构特殊:总体来说就是骨头在这里不是直的,而是拐弯的地方。髋关节属于人体大关节,需要经常负重活动,受到外力后容易发生骨折。

(3)老年人易于跌伤:老年人各种身体机能退化、视力下降、平衡能力差、协调能力变差甚至本身还存在后遗症,例如偏瘫,还有帕金森病、高血压、低血糖等各种内科病症,从而易于跌伤。

二、流行病学

随着社会的发展及人口老龄化进程的加快,老年性髋关节骨折的发生率呈上升趋势,且具有极高的致残率及病死率。据统计,髋关节骨折约占全身骨折的 20% 以上,流行病学数据显示全球每年发生髋关节骨折的人群由 1990 年的 130 万上升到 2020 年的 225 万,到 2050 年将达到 450 万。

三、症状

髋关节骨折的临床症状主要是髋关节疼痛、肿胀以及功能受限,个别的还会有关节脱位的临床表现。当髋关节骨折发生之后,由于骨折的存在,会使髋关节产生明显的疼痛,并且伴有明显的肿胀。另外,髋关节骨折会导致骨折关节部位的功能明显受限或者是丧失。如果骨折块过大、不稳定,还有可能导致髋关节脱位的情况,就会使得髋关节呈现内收或者外展的短缩畸形(图 20-1)。

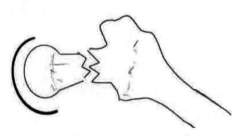

图 20-1　股骨颈骨折

四、治疗

(一)保守治疗

单一骨折:对位对线良好适用图20-2及图20-3牵引方法,牵引8～12周。

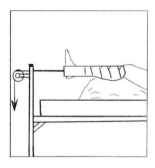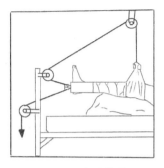

图20-2 牵引装置(一)   图20-3 牵引装置(二)

(二)手术治疗

闭合复位内固定、骨折切开复位内固定(多枚钉、侧方钉板类、动力髋螺钉、股骨近端髓内钉(PFN-A)、人工髋关节置换术(图20-4,图20-5)。

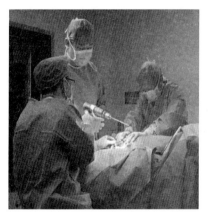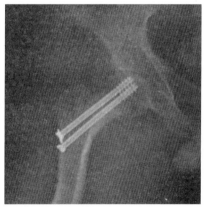

图20-4 术中照片   图20-5 术后X线片

五、护理

(一)中医特色护理

(1)气滞血瘀证:桃红四物汤加减,温服,每日1剂。

(2)肝肾亏虚证:独活寄生汤加减,温服,每日1剂。

(3)注射给药:红花黄色素注射液,滴速宜慢,单药单用。

(二)下肢牵引的护理

(1)牵引治疗前做好解释工作,告知患者注意事项以取得配合。

(2)遵医嘱选择合适的体位(三曲位、仰卧位、俯卧位)及牵引重量牵、引角度,牵引时上下衣分开,固定带松紧适宜,使患者舒适持久。

(3)牵引时嘱患者全身肌肉放松,以减少躯干部肌肉收缩抵抗力,疼痛较甚、不能平卧的患者可使用三角枕垫于膝下以缓解不适。

(4)将患肢置于外展、膝关节屈曲,足中立位。

(5)牵引过程中随时询问患者感受,观察患者是否有胸闷、心慌等不适,及时调整。出现疼痛加重等不适立即停止治疗,通知医师处理。

(6)注意防寒保暖,用大毛巾或薄被覆盖患者身体。

(7)牵引固定期间应嘱咐患者做到"三不":不盘腿、不侧卧、不下地负重。

(8)积极进行患肢股四头肌的舒缩活动,以及踝关节和足趾关节的屈伸功能锻炼,防止肌肉萎缩、关节僵硬及骨质脱钙现象。

(三)中药贴敷的护理

(1)皮肤过敏者慎用。

(2)敷药摊制厚薄要均匀,固定要松紧适宜。

(3)敷药面积需大于患处,并应保持一定的湿度。

(4)观察局部及全身情况,敷药后若出现红疹、瘙痒、水泡等过敏现象,应暂停使用,并报告医生,配合处理。

(四)围手术期的护理

1.术前护理

(1)做好术前宣教与心理护理,告知手术注意事项及相关准备工作,取得患者的配合。

(2)术前2天指导患者练习床上大小便及翻身抬臀训练。

(3)对于吸烟者劝其戒烟,预防感冒;指导患者练习深呼吸、咳嗽和排痰的方法。

(4)常规进行术区皮肤准备、药敏试验及交叉配血等。

2.术后护理

(1)体征的观察。密切观察神志、体温、脉搏、呼吸、氧饱和度、血压变化,并做好记录,发现异常及时通知医生给予处理。

(2)术后妥善安置患者,给予中立垫,搬运患者时,注意保持患肢外展中立位。

(3)根据不同的麻醉方式,正确指导患者进食,进食营养丰富、易消化的食物。

(4)注意患者生命体征变化,观察双下肢感觉、运动恢复情况。指导患者进行足趾、踝部等被动、主动活动,促进血液循环。评估患者术处疼痛情况,做好疼痛护理。

(5)观察伤口敷料渗出情况,保持伤口引流管通畅,定时更换引流袋,严格执行无菌操作,观察引流液色、质、量的变化,并正确记录。

(6)对排尿困难者,可根据医嘱艾灸关元、气海、中极等穴位,或予中药热敷下腹部,配合按摩,以促进排尿。对于便秘患者,采用行气通便贴,贴敷神阙、关元、气海等穴位,以促进排便。

(五)常见并发症的护理

1.肺部感染

定时翻身、叩背,教会患者有效咳嗽及排痰,以预防坠积性肺炎的发生。

2.压疮

向患者及其家属说明预防压疮的重要性,卧气垫床,指导患者利用牵引床上的扶手及健侧下肢蹬床抬臀部,训练床上大、小便。对无力抬臀的患者,护士应定期用双手托住患者臀部,协助其将整个骨盆托起,以预防压疮。

3.泌尿系感染

应嘱咐患者多饮水,并做好会阴部的清洁,以减少细菌入侵的机会

4.便秘

骨折患者卧床时间长,易发生便秘,应给予高钙、高营养食品,多饮水,每天早上进食前饮温水 200~300 mL,保持每天进水量 2 000~2 500 mL,多进食粗纤维食物,如新鲜蔬菜及水果;禁食辛辣刺激性食物。

六、康复锻炼

术后在医生指导下开展康复训练,主要包括关节的活动、力量的训练等,训练原则由轻到重、由易到难、由被动到主动,越早越好,循序渐进,训练强度以患者能接受为宜,这样效果才能达到最好。

1.肌力练习

从术后第 1 天开始。

(1)股四头肌、臀大肌肌力训练:股四头肌收紧,膝部下压,膝关节保持伸直 5 秒钟,再放松 5 秒。

(2)股二头肌训练:下肢中立位,足跟下压,膝关节伸直 5 秒钟,再放松 5 秒。

(3)臀大肌训练:臀部收紧 5 秒钟,再放松 5 秒。每组 10 次,循序渐进,以疼痛能耐受、不感觉过度疲劳为度。

(4)踝泵运动:仰卧位,慢慢将脚尖向上勾起,然后再向远伸,使脚面绷直;每隔 1 小时做5~10次,每个动作持续 3 秒左右(图 20-6)。

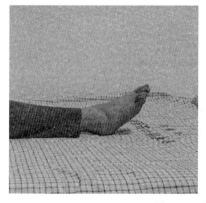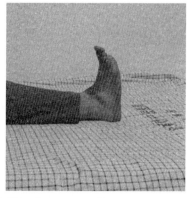

图 20-6 踝泵运动

2.直腿抬高练习

术后第 2~第 3 天进行。患者仰卧位,在床上绷紧大腿肌肉,膝关节保持伸直,做直腿抬高运动(图 20-7),不要求抬起的高度,但要有 5 秒的滞空时间。每天 4~6 组,每组 10 次。

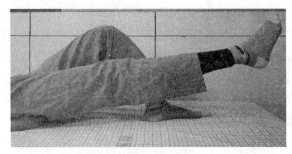

图 20-7 直腿抬高运动一

3.术后第 4~第 7 天,平卧增加关节活动强度

在患者膝关节的上方放一个沙袋(沙袋的重量根据每个人的具体情况而定),或者在患者练习过程中,给患者施加一个与运动方向相反的阻力。

4.术后第 7~第 14 天,继续加强卧位直腿抬高、屈膝曲髋运动

见图 20-8,图 20-9。

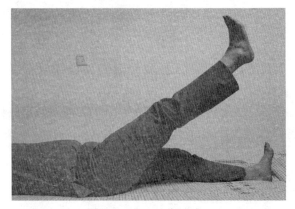

图 20-8 直腿抬高运动二

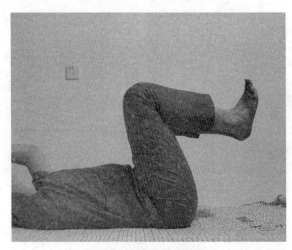

图 20-9 屈膝曲髋运动

七、健康指导

(1)调节情志,慎起居,保持良好的心情和舒适的环境。

(2)继续加强关节功能锻炼,不可坐太低的椅子或沙发,患肢不可盘腿坐,睡觉时尽量向患侧翻身。愈合不牢固时应始终保持外展 0 位,忌内收。

(3)多进富含钙质的食物,防止骨质疏松,如虾米、奶制品、油菜、小白菜、雪里蕻、豆制品等。

(4)2~3 个月复查,X 线摄片骨折愈合牢固后可弃拐负重行走。

八、预防

(1)要改变长期吸烟、大量饮酒、嗜饮浓茶的生活习惯,减缓血管老化。

(2)很多人饮食中钙含量很低,尤其是女性,很容易在更年期后出现骨质疏松,埋下骨折的隐患,因此,从 30 岁起就要有意识地补钙。

(3)家中地砖最好是防滑的,浴室中铺上防滑垫。平常出门穿舒适、合脚的运动鞋,少去道路高低不平的地方。遇到下雨、下雪时最好不出门,防止滑倒。

参考文献

[1]宁宁,侯晓玲.实用骨科康复护理手册[M].北京:科学出版社,2018.

[2]王洁,陆秀珍.骨科疾病护理实践手册[M].河南:河南科学技术出版社,2015.

[3]朱建英,叶文琴.创伤骨科护理学[M].2版.北京:科学出版社,2017.

[4]丁淑贞,丁全峰.骨科临床护理一本通[M].北京:中国协和医科大学出版社,2016.

[5]高娜.北京协和医院骨科护理工作指南[M].北京:人民卫生出版社,2016.

[6]高小雁.骨科临床护理思维与实践[M].北京:人民卫生出版社,2012.

[7]许蕊凤.实用骨科护理技术[M].2版.北京:人民军医出版社,2015.

[8]蔡斌,蔡永裕.骨科术后康复[M].北京:人民卫生出版社,2017.

[9]戴闽,帅浪.骨科运动康复[M].2版.北京:人民卫生出版社,2016.

[10]吴新宝.骨科常见疾病术后分级康复手册[M].北京:北京大学医学出版社,2018.

[11]钟俊.骨科康复技巧[M].北京:人民军医出版社,2013.

[12]洪毅,蒋协远.临床骨科康复学[M].3版.北京:人民军医出版社,2015.

[13]燕铁斌.骨科康复评定与治疗技术[M].4版.北京:人民军医出版社,2015.

[14]周文娟,刘义兰,胡德英.新编骨科康复护理指南[M].武汉:华中科技大学出版社,2013.

[15]张瑞琴,耿春红,等.实用骨科护理手册[M].北京:科学技术文献出版社,2013.